JN036512

そうだったのか!
「臨床試験」の
しくみと実務

監修 **高橋和久** 順天堂大学大学院医学研究科呼吸器内科学　主任教授
順天堂大学医学部附属順天堂医院　院長

著 **安藤克利** 目黒ケイホームクリニック　院長

南 山 堂

監修の序

　順天堂医院は全国で13ある臨床研究中核病院の1つであり，わが国の特定臨床研究，医師主導治験，企業治験を推進していく役割を担っている．順天堂医院全診療科の中でも当科は最も多くの企業治験，臨床試験を行っているが，時に現場の若手から以下の質問(疑問)の声が上がる．

① なぜ治験や臨床試験をしなければならないのですか？
② 治験や臨床試験は人体実験では？
③ 第Ⅰ相試験，第Ⅱ相試験，第Ⅲ相試験とは何ですか？
④ そもそも治験と臨床試験の違いは何なのですか？
⑤ 企業治験と医師主導治験の違いは何ですか？
⑥ PMDA，FDA，EMAという単語を聞きますが何ですか？
⑦ ARO，CRO，CRA，CRC，SMOという肩書の方が多数来られますが何をしている方ですか？略語が多くて意味不明……
⑧ 副作用と有害事象の違いがわかりません．

　上記①と②はアカデミアとして，新薬や新規医療機器の開発に貢献することが重要であることは疑う余地はない．実際，実地診療で処方している薬や医療機器は治験や臨床試験を経て承認され，多くの患者さんに利益をもたらしている．多くの学会で診断と治療のガイドラインを発刊しているが，治療指針は倫理委員会やIRBで承認された臨床試験や治験の結果を反映したものであり，新しい診断と治療法の創生は治験，臨床試験なくしてなし得ない．これらのことは各診療科で責任者が教育すべきものである．一方，上記③〜⑧に関して医学部学生や臨床研修医は学ぶ機会が少なくやむを得ない疑問である．治験や臨床試験について詳細に記載された成書はあるものの難解であり忙しい若手医師にとっては敷居が高い(眠くなってしまう)．そういう意味で，本書「そうだったのか！　臨床試験のしくみと実務」はきわめて平易に上記③〜⑧について概説しており臨床の合間に気軽に読むことが

できる．臨床研究や治験を行っている医療機関においては正に待ちに待った手引書（ガイドブック）である．薬や医療機器の開発には莫大な費用と時間，マンパワーが必要である．薬がどのようなプロセスを経てシーズの発見から承認に至るのかを理解することは医師としても重要なことである．昨今，医療の現場ではチーム医療という言葉が使用されるが，臨床開発もまた多職種によるチーム作業といえる．日本は従来から欧米より薬の承認までの期間が長い，いわゆるドラッグラグが解消されないと批判されてきたが，それはPMDA（独立行政法人医薬品医療機器総合機構）などで臨床開発に携わる医師が不足していることも一因である．本書は，厚生年金病院（JCHO新宿メディカルセンター），亀田総合病院，順天堂医院，順天堂大学医学部附属練馬病院などで臨床トレーニングを受け，米国医師資格であるECFMGを有し，さらには某製薬企業の臨床開発にも携わった安藤先生が自身の体験をもとに執筆した力作である．本書が若手の臨床医，臨床開発担当の企業の方，CRO，AROの方にとって福音となることを祈念する．

2020年7月

順天堂大学大学院医学研究科呼吸器内科学　主任教授
順天堂大学医学部附属順天堂医院　院長

高橋和久

序

「企業に入り，薬の開発に携わってみたいと思います」

順天堂大学大学院医学研究科 呼吸器内科学の医局で，本書を監修頂いた高橋和久教授に相談したあの日，勇気のなかった私の背中を押して頂いたことが，本書という結果につながったことはいうまでもありません．

元々，一人ひとりの患者さんの診療と同じくらい，自施設での診療データをまとめた臨床研究や，臨床での知見を確認するための基礎研究が好きであった私は，大学という恵まれた環境下で，多くの研究に携わらせて頂きました．

当時の私は，自身が臨床現場で使用した薬の効果を基礎実験で証明することや，新しい実験手技を確立することに自身の情熱を燃やし，学会や論文でその結果を発表することに，モチベーションの多くを見い出していました．

一方，臨床業務を行うなかで，「治験」に携わる機会にも恵まれましたが，「治験」となると，数値を記載したり，サインをしたり，担当者に連絡をしたり，，，と，少なからず煩雑なイメージを持っていました．

しかし，そのような「治験」を通じて，1つの薬剤が申請・承認され，治療薬として世の中に送り出されるのを横目でみたとき，薬の開発というものに興味を覚えはじめました．

製薬企業の開発職となった私は，複数の医療機関を企業側から見ることになり，これまでとは異なる景色が見えるようになりました．

その景色を見るなかで得られた知識や経験は，医学部の授業で習うことはありませんでしたし，勤務医時代に誰かが教えてくれることでもありませんでした．

企業MDとしての経験から，薬がどのように開発されていくのか，学会で副作用に関する報告をすると，なぜ企業から電話がかかってくるのか，などの背景を知りましたが，振り返った際，勤務医時代の私が知っていれば，臨床をもっと深く行うことができたなあ，と感じるようになりました．

　このような思いから，自身の企業での経験や知識をまとめたいと思うようになり，本書の作成に至りました．
　本書の企画に賛同いただいた南山堂の関係者の皆様，私に多くの知識や経験を与えて頂いた企業の皆様，そしてこのような本書を作る経験の第一歩を送り出して頂き，本書の監修を頂きました高橋教授に御礼申し上げます．

　2020年7月

目黒ケイホームクリニック 院長
安藤克利

CONTENTS

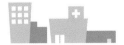

第2章　臨床試験の実務

第3章　安全性対策

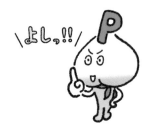

第1章

臨床試験のしくみ

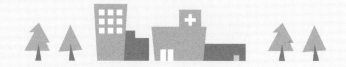

1 「臨床試験」とは何だろな？
―「臨床試験」の定義と分類 ―

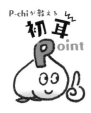

▶「臨床研究」は，「観察研究」「介入研究」「二次研究」に大別される.

▶「観察研究」は，「横断研究」「前向き研究」「後ろ向き調査」に大別される.

▶「介入研究」は，「臨床試験」として理解される.

▶「二次研究」は，「系統的レビュー」「決断分析」「臨床ガイドライン」に大別される.

◯ 臨床研究

「臨床研究」とは，人を対象として行われる医学研究のことで，「観察研究」「介入研究」「二次研究」に大別されます（図1）.

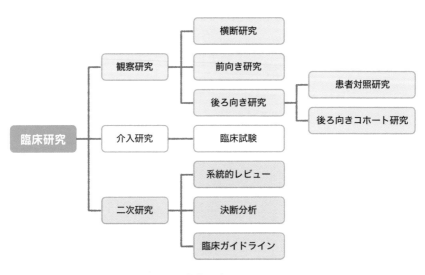

図1　臨床研究いろいろ

観察研究

　研究対象者を一時点，あるいは経時的に観察し，**既に行われた治療の効果や予後を調査する研究**です（「介入」を行わない）．

　「観察研究」は，研究のデザインによって，「横断研究（クロスセクショナル研究）」「前向き研究（コホート研究）」「後ろ向き研究（患者対照研究，後ろ向きコホート研究）」に大別されます．

　これら以外にも，個々の症例を対象とした「症例報告」，国・都道府県などの集団レベルの死亡率や罹患率を調査する「地域相関研究」も「観察研究」に含まれます．

○横断研究

　研究対象について**一時点で調査を行う**デザインです（例：ある疾患の有病率，保有率）（図2）．

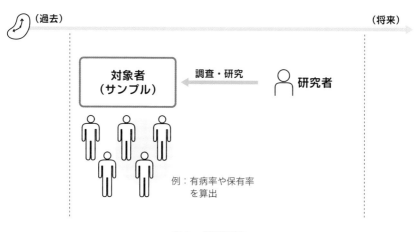

図2　横断研究

3

○ 前向き研究（コホート研究）

ある**研究対象集団を原因の有無によって分類**し（例：喫煙曝露，リスク要因の有無），一定期間にわたって追跡することで，将来における健康影響を検討するデザインです（図3）.

○ 後ろ向き調査（ケース・コントロール研究）

ある**研究対象集団を結果の有無によって分類**し（例：合併症の有無，死亡の有無），その疾患や事象に関する危険因子を検討するためのデザインです（図4）.

○ 後ろ向きコホート研究とは？

「前向き研究＝コホート研究」であったはずですが，「後ろ向きコホート研究」という言葉が存在します.

混同しやすい「後ろ向きコホート」とは，原因が過去にあるものを示します. 原因が過去にあるだけで，研究そのものは未来に向って前向きに行われます（例：過去における喫煙曝露の有無，図5）.

「前向きコホート研究」は，一切過去を振り返らないことから，「後ろ向きコホート研究」と区別されます.

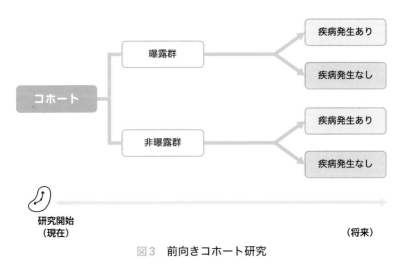

図3　前向きコホート研究

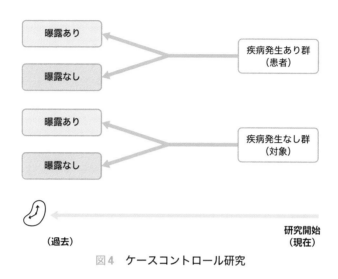

図4　ケースコントロール研究

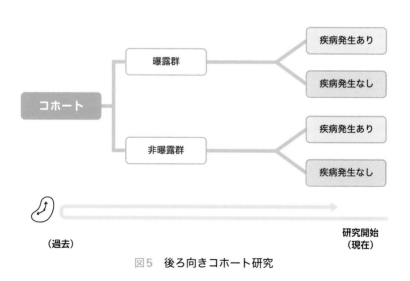

図5　後ろ向きコホート研究

介入研究（臨床試験）

　研究対象者に対して意図的に介入し，その効果を調べる研究手法であり，「臨床試験」と呼ばれます．さまざまな研究デザイン手法がありますが，大きくは「前後比較試験」「比較臨床試験・ランダム化比較試験」「クロスオーバー試験」に分けられます．

○ 前後比較試験

　介入の前後で評価指標を比較します．簡便である一方，対照群（非介入群）を置かないためバイアスが生じやすく，研究結果が観察者の主観に左右されやすくなります．このため，治療効果の判定にはほとんど用いられません（症例数を集積することが困難な希少疾患で行われることがあります）（図6）．

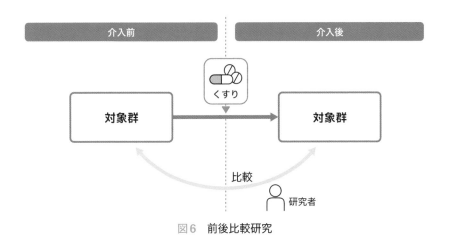

図6　前後比較研究

○ 比較臨床試験・ランダム化比較試験

　対照群（非介入群）を置き，**対照群に対する介入群の効果を評価**します．介入群と非介入群への割付をランダム（乱数表などを用いて）に行う試験をランダム化比較試験（randomized clinical trial）といいます．

　研究者や対象者の意向を排除し，ランダムに対象者を分けるため，介入群と非介入群の特性をそろえることができ，治療法の効果を最も正しく評価できる試験として知られています．

　一方で，ほかの研究方法と比較し，費用や手間がより多くかかるほか，対照群を置くことで倫理的な問題が生じる場合があります（図7）.

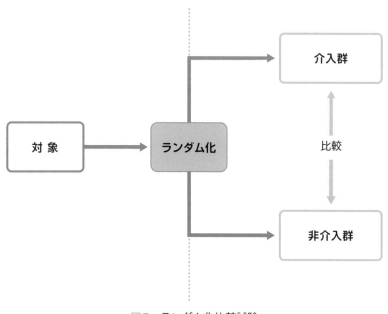

図7　ランダム化比較試験

● クロスオーバー試験

　ランダム化比較試験登用に，対象者を介入群と非介入群に分け，介入の効果を比較した後，一定の期間をあけて介入群と非介入群を入れ替えます．

　すべての対象者が介入群に割付られることで，対象者が少なくても解析可能であり，倫理的な問題も生じにくいという利点があります（図8）．

　一方，先の介入群になった場合には，非介入群となった後も介入の影響が残る"持ち込み効果（carry-over effect）"が生じる可能性があります．

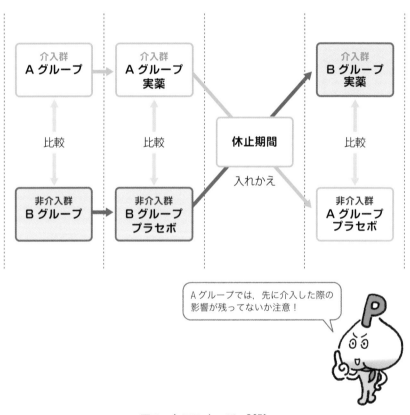

図8　クロスオーバー試験

二次研究

　既に掲載された複数の論文を集め，それらを統合的に再分析し再評価する研究法です．代表的な手法として，「系統的レビュー」があげられます．

○ 系統的レビュー

　解決すべき臨床的問題に関する論文について，規定された文献検索手法を用いて，網羅的に集積します．その後，それらの文献に関して規定された手法で批判的吟味を行い，定量的分析法によって結果を要約します（図9）．

　Meta-analysisとは，系統的レビュー（systematic review）で集積された文献の結果を統計学的手法により解析したものです．

　複数のランダム化比較試験を分析するため，単独の試験よりもエビデンスレベルは高い一方，否定的な結果が出た研究は，肯定的な結果が出た研究に比べて公表されにくいことから，集めたエビデンスに偏りが生じてしまう可能性があります（publication bias）．

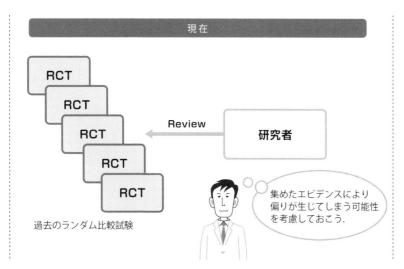

図9　系統的レビュー

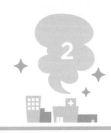

2 P値が0.05を下回る結果が あったぞ！ と喜んでいいの？
― 統計解析結果の解釈にあたって 知っておきたい事項 ―

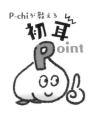

P-chiが教える
初耳
Point

▶ 臨床試験の結果を解釈する際には，P値の意味を理解しておく必要がある．

▶ 検定のくり返しによって，P＜0.05の結果が得られた際には，多重性の可能性を考慮する必要がある．

▶「統計学的有意に」という言葉は，世界的に簡単には使用しない傾向となってきている．

　統計解析の詳細や具体的手法は，多くの書籍やインターネット上で解説されています．本書では，統計の詳細についてではなく，臨床研究の結果を解釈する際，結果を論じる際に知っておくべき事項を解説します．重要な点は，「P値が0.05を下回る結果があったぞ！」と短絡的に判断する前に，その意義を理解しておく必要があるということです．

そもそもP値とは何？

　学会や論文などで研究結果をみる際，「P＜0.05であるため，統計学的有意に～」という文言がよくみられます．しかし，そもそもP値とは何であるのか？ 0.05とは何であるのか？ を知りたいと思い参考書を開くと，難解な言葉が並べられ途端に拒絶反応を起こしてしまうという経験も耳にします．これらは何を意味しているのでしょうか？

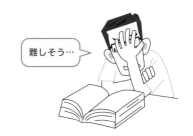

難しそう…

●「統計学的検定」という方法論

「統計」とは，比較検討したいものについて「差があるか」を知るための手法です．

手順としては，「差があるか」を知りたい場合にはまず「**差がない**」という真逆の事項を仮定し（＝帰無仮説といいます），仮定した帰無仮説の証明（「**差がない**」こと）を試みます．

もし，帰無仮説を証明しようとした際に矛盾が生じるようであれば，帰無仮説は誤っていることが明らかとなり（＝棄却される），「差がある」ということが証明されます．一方，帰無仮説を証明しようとしても結果に矛盾が生じない場合には，帰無仮説が正しいことがわかり，「**差がない**」という結果で理解されます（図10）．

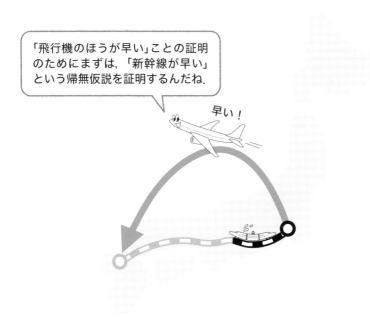

図10 「差がある」→「差がない」を証明

●証明にあたってのエラー

　統計学的に検定する際には，エラーが生じてしまう可能性があります（図11）．前述の例でいうと，実際には①「差がない」にもかかわらず「差がある」としてしまうエラーと，②「差がある」にもかかわらず「差がない」としてしまうエラー，が存在します．①をαエラー（覚え方：**あわてんぼうの**α），②をβエラー（覚え方：**ぼんやりβ**）と呼ばれます．

　統計解析に際しては，あらかじめこのエラーが生じる確率を規定しておく（有意水準を設定する）必要があります（多くの場合，αエラー：5％，βエラー：10〜20％）．

　医薬品開発では，αエラーは薬効のない薬を薬効があるとしてしまう一方，βエラーは薬効のある薬を薬効がないとしてしまうわけです．医薬品開発の際には，あらかじめこれらのαエラー，βエラーの確率を規定しておきます．

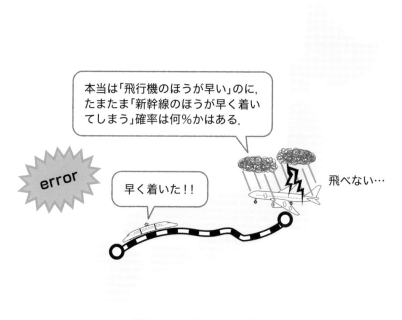

図11　αエラーとβエラー

●P値とは何か？

P値とは，帰無仮説が正しいとき（実際には「差がない」）に，その結果が得られる確率のことです．

解析で得られたP値が，事前に設定したαエラーの値（5％）を下回った場合には，そのような確率は低いとして帰無仮説が否定されます．このため，最終的に「差がある」という結果として理解されるわけです．

●有意水準の決定が重要である

以上のことから，αエラーの有意水準（この値より低ければ有意とする）を変更することで，得られたP値の解釈が変わってきます．αエラーを0.1（10％）と設定して解析した場合，P = 0.08であれば「有意差はある」となりますし，αエラーを0.01（1％）と設定して解析した場合，P = 0.03であれば「有意差なし」となります．P値の値が重要なのではなく，あらかじめ有意水準をどこに設定するか，が大事になるわけです．

前述のとおり，一般的に臨床試験でαエラーを5％として設定される理由は，国際的な治験のルールとして取り決められたICHのガイドライン（p.52）でそのように規定されているためです．よって，自分達が行う探索的試験では，5％にこだわる必要はないのです．

P値が0.05を下回る結果があったぞ！ と喜んでいいの？
―多重性の存在―

例えば，疾患Xの予後不良因子の特定を目的としたケース・コントロール研究を実施するため，予後不良群と予後良好群に分け，10項目の患者背景（性別，年齢，併存症の有無，血液検査データ…）を比較したとします（表1）．性別，年齢等の1つひとつに対して有意差があるかをそれぞれ10回検定し，年齢のみがP < 0.05となったとします．この場合，「年齢が予後不良因子である」といえるでしょうか？

1回の検定で，実際「差がない」場合に「差がある」となる確率は，αエラーの5％です．

しかし，これを2回検定した場合，実際「差がない」にもかかわらず1回でも「差がある」という結果が出る確率は，1 −（2回とも，有意にならない

確率) = 1 − 0.95 (95 %) × 0.95 (95 %) = 9.75 % になります.

　同様に，3回検定した場合には，1 − 0.95 × 0.95 × 0.95 = 14.26 % と，検定をくり返せばくり返すほど，1回のαエラーを5％と設定したとしても，全体のαエラーが増大していきます.

　よって10回検定をくり返した際に1項目がP＜0.05となったとしても，結果の解釈に際してはこのような背景の存在を知っておく必要があります.

表1　多重性の例：疾患Xにおける予後良好群と不良群の比較

		予後良好群	予後不良群	P値
患者数 (n)		112	204	―
性別 (n) 男／女		51／61	125／79	P＜0.05
年齢 (歳)	平均±標準偏差	77.1±11.2	85.1±8.5	P＜0.05
	範囲	42〜98	49〜102	
喫煙歴 (pack-year)		20.2±11.1	30.1±11.1	P＜0.05

P ≦ 0.05

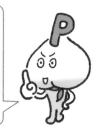

実際には「差がない」にもかかわらず，「差がある」という結果が出る確率は1−0.95×0.95×0.95…と，検定をくり返せば，その数だけ増えるんだね．よって，上記の例では，この結果から，「男性」「年齢」「喫煙歴」が予後不良因子であるとすると，14.26％の確率で，予後不良因子ではないにもかかわらず予後不良因子と認識されてしまうんだ．

多重性の回避方法

　臨床試験では，複数の検定が必要となることもあります．このような場合には，下記のような手法を**事前に設定**します．

○ 検定を1回にする

　多重性を回避するのに一番シンプルな方法であり，多変量解析などの統計手法により，一度に検定を行います．

○ 検定に順番を付ける

　閉手順という方法で，1番目の検定を実施し，有意であった場合に次の検定に移るというようにあらかじめ検定に順番を付けます．

　臨床試験では，主要評価項目に関する検定が有意であった場合，二次評価項目について検定をします．主要評価項目が有意でなかった場合には，それ以降の検定は実施しないというものです．

○ 有意水準を調整する

　どうしても複数回の検定を実施し，いずれかの結果によって試験の目的を達成することをいいたい場合には，有意水準を調整する必要があります．例えば，臨床試験で中間解析と最終解析を2回行う場合には，通常は5％に設定している有意水準を2.5％にして2回検定を実施します．その場合，P値は0.025を下回る必要が出てきます．

「統計学的有意に」という言葉は世界的に 使われなくなってきている！

　前述のような背景の理解なく，「P＜0.05のため，統計学的有意」という 文言が短絡的に頻用・誤用されてきたことが懸念され，米国統計学会 (American Statistical Association：ASA) より「統計的有意性とP値に関す る声明」が発表されました．この声明では，P値の適切な利用と解釈に関する 原則が説明されていますが，ASAの声明を機に世界的に「統計学的有意に〜」 という文言がこれまでのように使用されないようになってきています．

誤用例1 P値が極めて小さい場合 (例：P＜0.01)，「有意性が高い」「極め て有意である」などと誤用されていることがある (図12).

　P値は，効果の量や結果の重要性を示すものではなく，統計学的検定の結 果には，「有意差がある」もしくは「有意差がない」のいずれかの回答しかあ りません．企業や統計担当者がいる施設では，前述の文言が使用される機会 はありませんが，われわれは学会，論文などでこのような文言を使用しない よう注意する必要があります．

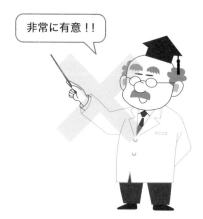

図12　誤用例1

誤用例2 「統計学的有意差があること」＝「真実」と誤解されていることが
ある.

P値は，研究のさまざまな側面が影響を受けることが多く，特にサンプル
サイズ（症例数）が大きくなれば，P値は常に有意となります．すなわち，
「統計的に有意差があること」は，科学的・臨床的な重要性と同義ではあり
ません（図13）.

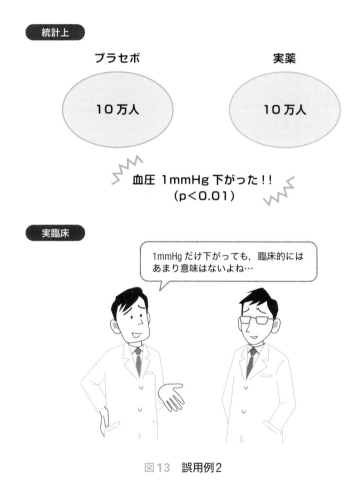

図13　誤用例2

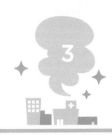

3 医薬品の開発で必要な 臨床研究とは？

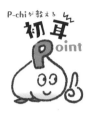

P-chiが教える
初耳
Point

- ▶「臨床試験」とは，「臨床研究」のなかの「介入研究」である．
- ▶「治験」は，未承認の医薬品や医療機器の申請を目的とした「臨床試験」である．
- ▶「治験」は，薬事法上の厚生労働省令で定められた基準（GCP省令）のもとで実施され，厳密な運用が行われる．

「臨床試験」と「治験」の違い

　「臨床試験」とは，医薬品や医療機器の安全性，有効性を確認するため，治療を兼ねて行われる介入研究を指します．一方，「治験」とは，「臨床試験」のうち，「承認」を目的としたものを指します（図14）．

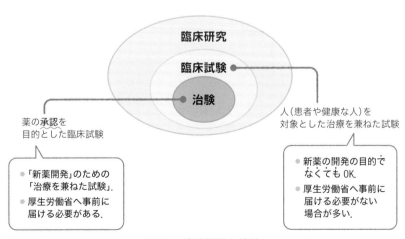

臨床研究

臨床試験

治験

薬の承認を
目的とした臨床試験

人（患者や健康な人）を
対象とした治療を兼ねた試験

- ●「新薬開発」のための「治療を兼ねた試験」．
- ●厚生労働省へ事前に届ける必要がある．

- ●新薬の開発の目的でなくても OK.
- ●厚生労働省へ事前に届ける必要がない場合が多い．

図14　臨床試験と治験

申請承認とは？

　医薬品や医療機器を製品として販売するには，厚生労働大臣の製造販売承認を取得する必要があります．

　「治験」は，製造販売承認の申請（承認申請，図15）に必要な試験成績や資料を収集する目的で実施されます．

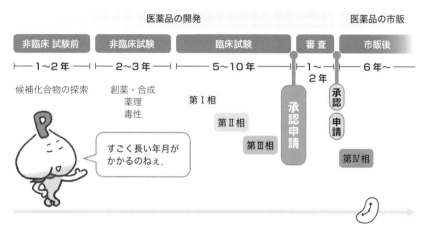

図15　医薬品の開発から市販されるまで

医薬品医療機器総合機構（PMDA）

　承認申請に際する承認審査は，厚生労働省所管の独立行政法人である医薬品医療機器総合機構（Pharmaceuticals and Medical Device Agency：PMDA）という組織で行われます（p.29参照）．

　このため，医薬品・医療機器を開発する企業は，実施しようとしている治験やそのデータが承認申請に使用可能な資料になり得るか，治験開始前からPMDAに相談することが一般的です（図16）．

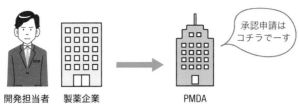

図16 PMDAに相談

治験における規定：GCP省令とは？

　承認申請を目的とした「治験」は，「治験」以外の臨床試験と異なり，GCP（Good Clinical Practice）という規則（薬事法上の厚生労働省令で定められた基準）を守る必要があります（図17）.

　GCP省令とは，治験を倫理的かつ科学的に実施し，その信頼性を担保するための基準として制定されたものです.

　PMDAは，企業側から承認申請時に必要な資料を提出された際には，それらがGCPに基づいて実施されているか適合性調査（信頼性調査）を行い，審査可能な資料であるか判断します.

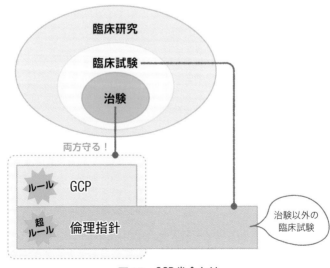

図17 GCP省令とは

製薬企業で勤務する医師： メディカルドクターとは？

　医薬品が市場で適正に使用されるようになるための代表的なプロセスとして，下記の3つがあげられます．

① 治験を通じて新薬の有効性や安全性を証明し，国の認可を得る．

② 販売開始後，実臨床で発生した有害事象と医薬品の関連性を検討し，必要に応じてリスクマネージメントプランを構築していく．

③ 適正使用を推進し，医薬品のブランド価値を向上させていく．

　製薬企業でこれらを行う部署はそれぞれ，① 臨床開発部，② 安全性情報部，③ メディカルアフェアーズ部と呼ばれており，いずれの戦略構築や実務においても実地診療経験や専門的知識が必要となります．

　このため製薬企業の多くは，医師を常勤職員として雇用しており，製薬企業で働く医師はメディカルドクター（MD）と呼ばれます．

　日本では，企業で勤務するMDは約250〜300人と欧米と比較して少数ですが，製薬業界のグローバル化に伴い，最近では採用も積極的となってきています．海外では，プロジェクトの開発や安全性のリーダーはMDであることが多いため，国内のプロジェクトにMDがいることで，より質の高い議論が可能になります．

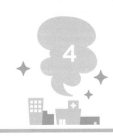

4 治験は，「企業主導」と「医師主導」 に大別される！

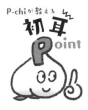

P-chi が教える
初耳
Point

- ▶「治験」は，「企業主導」と「医師主導」に大別される．
- ▶ いずれも「治験」である以上，GCP省令を遵守して行う必要がある．
- ▶「医師主導治験」は，医師が資金や労力を費やし，企業の承認申請をサポートする．

企業主導治験と医師主導治験の違い

「治験」は，医薬品や医療機器の承認申請を目的とした臨床試験であり，「企業主導」と「医師主導」に大別されます．

「企業主導治験」は，治験にかかる資金や労力を企業側が負担するのに対し，「医師主導治験」ではそれらを医師が負担する必要があります（図18）．

一方，医師は承認申請することができないため，「医師主導治験」においても，「企業主導治験」同様，開発された医薬品を承認申請するのは，あくまで企業です．

すなわち，「医師主導治験」とは，医師が資金や労力を用意し，企業の承認申請をサポートする試験になります．

「医師主導治験」の背景

なぜ医師が，労力を要し，企業の承認申請をサポートする必要があるのでしょうか？（図19）

医薬品の開発には，莫大な費用（数百億円〜）や時間を要します．企業が

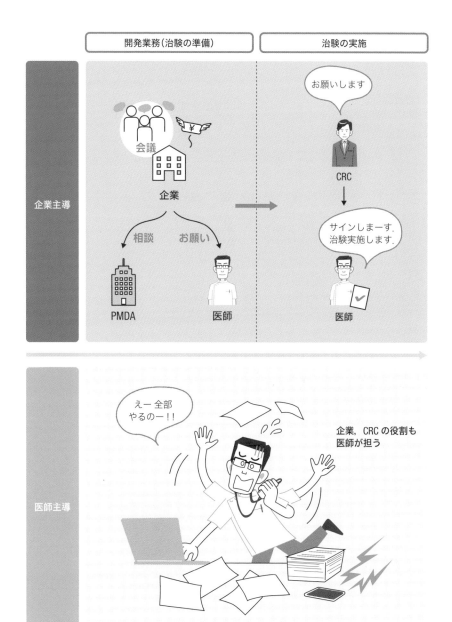

図18　企業主導治験と医師主導治験の違い

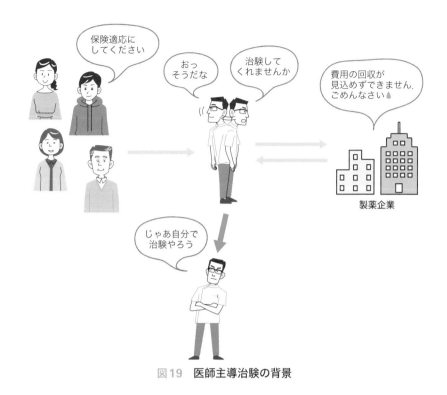

図19 医師主導治験の背景

そのような労力を費やす理由は，製造販売後に費用の回収が見込めると判断されるためです．

仮に回収を見込めないような値段で開発した薬を販売してしまうと，事業の継続・会社の存続が困難になります．

このため，どんなに臨床的に意義のある効果・結果が約束されていても，開発にかかる費用を回収できないと判断された場合には，企業は治験を行うことができません（例：小児用薬への申請，既に適応外使用が当然となっている薬剤）．

一方で，医師側はそれらの医薬品を使いたくても保険適応がなく使用することができません．やむを得ず適応外使用すると査定されてしまう，という状況に陥っています．

このギャップを埋めるため，医師側がサポートして治験を行い，データを集積し，企業側に承認申請を要請する，という仕組みが成立しました．

「医師主導治験」は医師の負担が大きい

　「医師主導治験」についても，薬事法に基づく承認申請を目的とすることから，「企業主導治験」と相違はありません．

　このため，医師自らが治験実施計画書などの書類作成から，治験の実施，モニタリングや監査の管理，試験結果を取りまとめた総括報告書の作成まで治験に関するすべての業務の実施，および治験の運営をする必要がでてきます（図20）．治験全体の流れについては第2章にて後述します（p.71）．

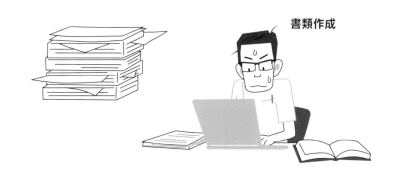

書類作成

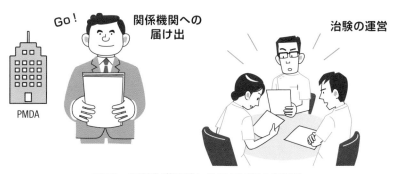

Go!　関係機関への届け出

治験の運営

PMDA

図20　医師主導治験における医師の役割り

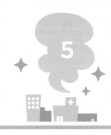

医療上必要な医薬品を患者さんに届けるための治験以外の方法
― 公知申請の存在とそのしくみ ―

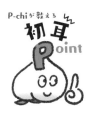

P-chiが教える
初耳
Point

> ▶「公知申請」とは，ドラッグラグを解消するために設立された申請制度である．
> ▶「公知申請」に際しては，学会や患者団体からの要望が重要になる．
> ▶「公知申請」をしても，エビデンスが不足していると判断された際には，「医師主導治験」を推奨される場合がある．

「公知申請」とは？

　日本は，欧米諸国と比較して医薬品の上市までの期間が長いこと（ドラッグラグ）が指摘されていました（図21）．2004年の調査では，世界初上市から各国上市までの平均期間は，日本で約4年と，最も遅れの少ない米国と比較して約2.5年の差があることが報告されました．

　このため，欧米で承認されていても，日本で承認されていないために使用できないドラッグラグの状況を解消するため，「公知申請」という制度が制定されました．

「公知申請」の実際（図22）

　一般的には，学会や患者団体により，医療上必要と考えられた医薬品について，「公知申請」の要望書が厚生労働省に提出されます．要望を受け取った厚生労働省は，企業側の意向を確認します（開発する予定の有無を調査し，公知申請の妥当性に関する資料を求める）．最終的に，学会・企業側によっ

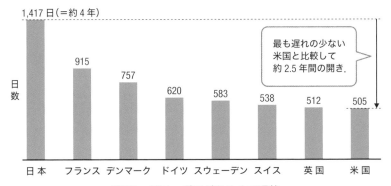

図21　ドラッグラグをめぐる現状

※：世界売上トップ100（2004年）の製品が初めて上市されてから何日で各国で上市されたかを平均したもの．各国によってトップ100のうち上市されている製品数が違うため，その国での上市されている製品数のみで上市の遅れを算出．例えば，すべての医薬品が上市されている米国では売上げ上位100薬品から成分の重複および1981年以前上市分を除いた88製品で算出．

（出典：日本製薬工業協会　医薬品産業政策研究所　リサーチペーパー No.3111）

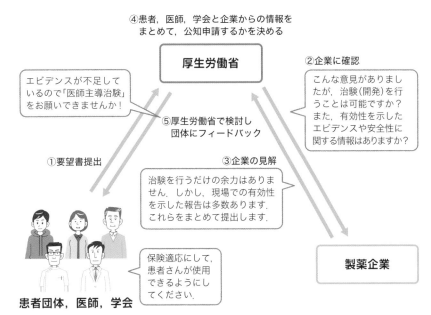

図22　公知申請のイメージ

て作成された資料に基づき，公知申請の妥当性について薬事・食品審議会の医薬品部会が事前調査します．

　エビデンスが充足しており，公知申請が妥当と判断された際には，企業側は事前評価済公知申請を要請します．事前評価の段階では，追加される効能・効果の承認は受けていませんが，保険適用を迅速化するため，事前評価が終了した段階で保険適用になります．

　一方，公知申請に際してはエビデンスが不足していると判断された際には，学会側に「医師主導治験」の提案がなされることもあります．

　これまで公知申請された薬剤は，厚生労働省のホームページで閲覧することが可能です（http://www.mhlw.go.jp/bunya/iryouhoken/topics/110202-01. html）．

医薬品の開発を審査する機関とは？
― PMDAとその役割 ―

6

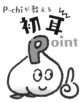

P-chiが教える
初耳
Point

▶ PMDAは，医薬品・医療機器・再生医療等製品の承認審査，安全対策，健康被害救済を行う機関である．
▶ 承認申請を目指した臨床開発に際しては，複数回の対面助言（治験相談）が行われる．

PMDAとは？

前述のとおり，PMDAとは，独立行政法人医薬品医療機器総合機構（Pharmaceuticals and Medical Devices Agency）の略のことで，医薬品・医療機器・再生医療等製品の承認審査のほか，安全対策・健康被害救済の3つの業務を行う機関です．

図23のようにさまざまな部署から構成され，審査部には医師も所属しています．

PMDAの承認申請に関する業務

承認申請に関する具体的業務としては，対面助言や事前面談をはじめとする薬事戦略相談のほか，照会事項の作成，適合性調査業務（後述）などがあげられます．

○対面助言（治験相談）

PMDAに所属する審査チームとテクニカルエキスパートが相談に対応し，科学的議論を行います．有料，約2時間/回であり，記録が作成され約1ヵ月

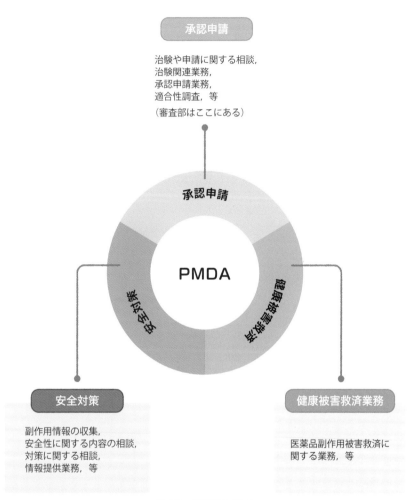

図23 PMDAとは？

程度で確定されます.

　対面助言は，承認申請に必須であり，その種類として，第Ⅰ相試験開始前相談，第Ⅱ相試験開始前相談，第Ⅱ相試験終了後相談（end of phase Ⅱ meeting），申請前相談のほか，製造販売後臨床試験計画等相談などがあります（図24）.

○ 事前面談

　対面助言（治験相談）に関する要点整理を目的とした相談です．無料で30分/回ほどであり，記録は作成されません．企業試験では，対面助言±事前面談といったかたちでPMDAとやり取りされていきます（図25）.

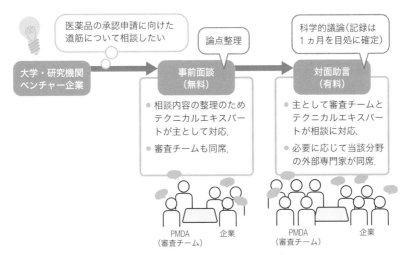

図24　PMDAの承認申請に関する業務
〔PMDAの薬事戦略相談について（平成26年10月28日）を基に作成〕

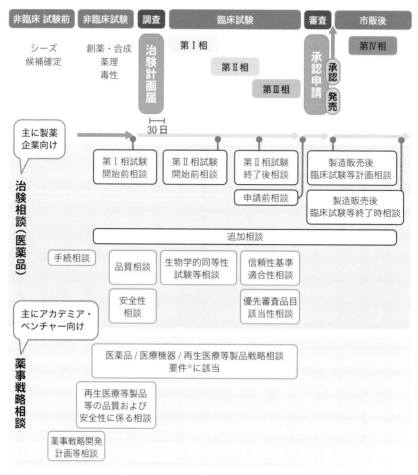

図25 PMDAの各種相談（対面助言）

○ 薬事開発計画等相談

開発初期段階において，今後の承認に向けて必要な試験などデータの評価を伴う案件の相談を行います．有料で30分／回程度であり，記録が作成されます．

○ 照会事項の作成

申請者（企業など）が提出した承認申請書や添付資料に対して，科学的議

論を行った後，質問事項（照会事項）が作成されます．審査報告書（review report）や申請資料の概要を，医療用医薬品の承認審査情報検索ページから閲覧することが可能です（https://www.pmda.go.jp/PmdaSearch/iyakuSearch/）．

● 医薬品開発における適合性調査

承認申請にあたって添付された書類が，GLP（安全性に関する非臨床試験の実施基準），GCP，GPSP（製造販売後の調査と試験の実施基準）等のルールにしたがって，倫理的・科学的に適切に実施されているかどうか，実地および書面で審査します（図26）．

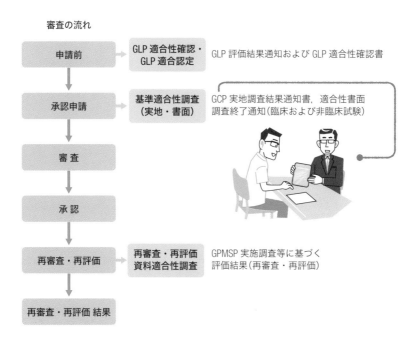

なお，優先相談品目に該当する品目については，承認申請前に「信頼性基準適合性相談」を申し込むことができる．

図26　PMDAの適合性調査

●医薬品の製造における適合性調査

GMP（Good Manufacturing Practice：医薬品の製造管理および品質管理に関する基準）やQMS（Quality Management System：医療機器の製造販売及び品質管理に関する基準）等のルールに基づいて医薬品や医療機器が製造される仕組みになっているか調査します（図27）.

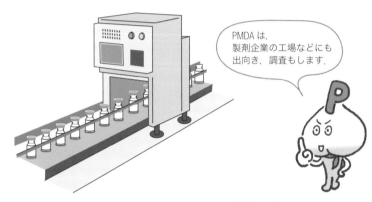

PMDAは,
製剤企業の工場などにも
出向き, 調査もします.

図27　PMDAのGMP/QMS適合性調査

第Ⅰ相試験はSADとMADに分けられる！

── 治験の種類(1)第Ⅰ相試験 ──

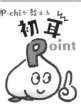

▶治験は，第Ⅰ相，第Ⅱ相，第Ⅲ相試験といった形で段階を経て進行する．

▶第Ⅰ相試験は，SAD試験とMAD試験という2つのパートに分かれる．

　治験は，① 第Ⅰ相試験(Phase Ⅰ：少数の健常人を対象に，治験薬の安全性や吸収・代謝・排泄を調査する)，② 第Ⅱ相試験(Phase Ⅱ：Phase Ⅰ試験で確認された用量の範囲で治験薬の有効性や安全性が検討され，探索的臨床試験とも呼ばれる)，③ 第Ⅲ相試験(Phase Ⅲ：多数の症例に対して，Phase Ⅱで得られた結果に基づく用法・用量にしたがい治験薬を投与し，有効性と安全性を評価する．検証的試験とも呼ばれる)の順に遂行されます(図28)．

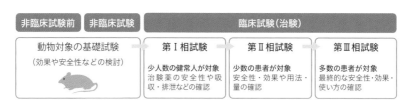

図28　治験における第Ⅰ相試験〜第Ⅲ相試験

第Ⅰ相試験

前臨床試験で「サル」や「ラット」などの実験動物に投与された治験薬が初めてヒトに投与される試験です. このため, 健常者を対象に主に治験薬の安全性, および体内動態について確認されます(抗がん剤の場合には毒性の問題からがん患者を対象に行われる)(図29).

単回投与用量漸増試験(SAD試験:single ascending dose)と反復投与用量漸増試験(MAD試験:multiple ascending dose)に分けられます.

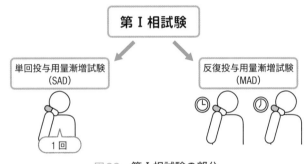

図29　第Ⅰ相試験の部分

SAD試験

SAD試験の目的は, ① 治験薬の安全用量域の絞り込み, ② 体内動態の把握になります(図30).

●治験薬の安全用量の絞り込み

前臨床試験における毒性の結果から, ヒトに投与可能な候補用量の算出が可能となりますが, 最終的にはヒトに投与して至適用量を決定する必要があります.

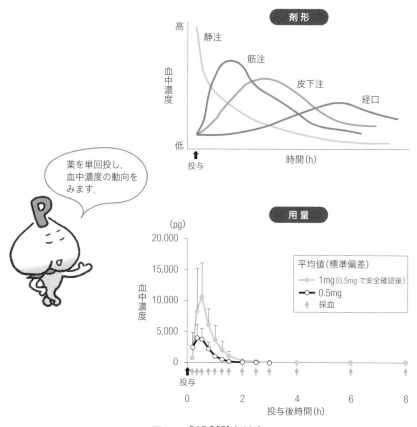

図30　SAD試験とは？

　SAD試験では，健常人8例（このグループをコホートという）を二重盲検により，実薬6例，プラセボ2例に分け，実薬群には想定される安全域の下限用量の治験薬が単回投与されます．

　1つのコホートが終了し，データが入手された場合には，有害事象の発現の有無やその重症度が確認，評価されます．安全性が確認された際には，次に高い用量の投与へと進みます（「コホート移行」といいます）．

　コホート移行は，医師（社内医師もしくは社外の医学専門家）の判断が必要になります．途中でコホート移行の障害となる有害事象が発生するか，予定されていた最高用量までの投与が終了した時点でSAD試験は終了となります．

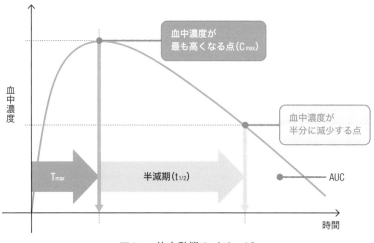

図31 体内動態のイメージ

○体内動態の把握

　頻回の採血によって得られた治験薬の血中濃度の経時的変化から，各用量における最高血中濃度（C_{max}），最高血中濃度到達時間（T_{max}），半減期（$t_{1/2}$），血中濃度曲線下面積（AUC）といったパラメーターが算出します．算出されたデータから，用量に比してC_{max}やAUCが増えるかを確認します（「線形性」といいます）（図31）．

　線形性が認められない場合には，投与量を増やした際に著しく血中濃度が上昇し，毒性が発現する可能性があるため，注意が必要になります．

　また，日本人と外国人で$t_{1/2}$をはじめとする血中動態が異なる場合には，国際共同治験への参加が困難となります．さらに，日本人と外国人では体重差があることが多いため，これらを補正したうえで比較されます．

MAD試験

SAD試験により，安全域に基づいた用量を設定した後，一定間隔で治験薬を反復投与するMAD試験というパートに移行します．

MAD試験では，反復投与時の安全性や薬物動態が確認します．

● 反復投与時の安全性の確認

治験薬の単回投与では，確認されなかった有害事象が，反復投与によって顕在化する可能性があります．このため，MAD試験もSAD試験同様に低い用量から順にコホート移行していくデザインがとられます．

SAD試験同様に，途中でコホート移行の障害となる有害事象が発生するか，予定されていた最高用量までの投与が終了した時点でMAD試験は終了となり，安全用量域を決定します．

● 体内動態の把握

SAD試験同様に，各用量における薬剤の血中濃度を測定し，反復投与時の体内動態が確認されます．SAD試験で線形性が確認されていても，反復投与によって治験薬が蓄積し飽和することで，血中濃度が急に上昇しやすくなるなどし，線形性が崩れてしまうことも生じ得ます（図32）．

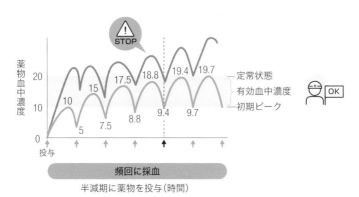

図32　反復投与用量漸増試験（MAD）試験とは？

抗がん剤の第Ⅰ相試験

○目的

多くの医薬品は，健常人を対象に薬物動態の情報を確認するのに対し，抗がん剤はその毒性の問題から，第Ⅰ相試験でも被験者はがん患者となります．

抗がん剤の第Ⅰ相試験では，用量制限毒性（dose limiting toxicity：DLT）の発現の有無を確認しながら，最大耐用量（maximum tolerated dose：MTD）を決定することが主目的となります（図33）．

用量は，被験者が患者であることから，有効性が期待される用量からあまりにもかけ離れた用量が投与されることも問題となります．

このため，開始用量は，マウスのLD10（lethal dose 10％：マウスの10％が死に至る量）の1/20，あるいはイヌのTDL（toxic dose low：最小毒性量）の1/3，海外で先行して開発されている場合には海外で投与されたMTDの50％程度が一般的となっています．

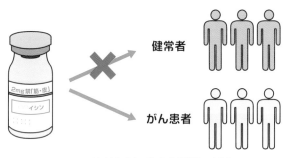

図33　抗がん剤の第Ⅰ相試験の対象

○試験デザイン ─ 3 + 3 デザイン ─

デザインは，Fibonacci変法と呼ばれる3 + 3デザインが取られます．具体的には，最初の用量が3人に投与されます．慎重にその反応を観察したうえで安全性に問題がなければ次の用量レベルに増量します．

ここでDLTが1人発生した場合には，同一用量に3人を追加して検討します．追加した3人にDLTがでなければ，さらに増量します．

一方，追加された3人にDLTが出現した場合にはMTDを上回ったと判断されます（図34）．

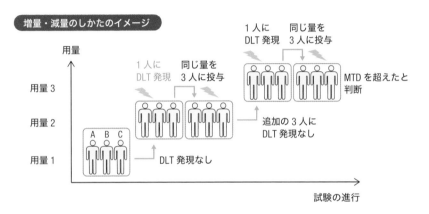

図34　抗がん剤の第Ⅰ相試験デザイン「3 + 3デザイン」

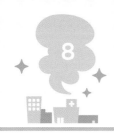

第II相試験は，前期（P2a）と後期（P2b）に分けられる！
― 治験の種類（2）第II相試験 ―

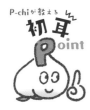

> ▶ 第II相試験は，前期（P2a）と後期（P2b）に分けられる．
> ▶ P2a試験は，治験薬が初めて患者に投与され，開発に値するかが検討される．
> ▶ P2b試験は，用量設定試験であり，第III相試験で用いられる用量が設定される．
> ▶ 医薬品開発においては，早期にPOC（proof of concept）を確保することが重要になる．

　第II相試験とは，第I相試験で安全性が確認された用量の範囲内で，治験薬が初めて患者に投与され，少数の患者を対象に，治験薬の安全性および有効性・用法・用量を探索する試験です．このため，探索的臨床試験とも呼ばれ，第III相試験を実施する際の用法・用量が設定されます．

○ 前期第II相試験（P2a試験）
　治験薬が初めて数十人程度の患者に投与され，有効性，安全性，および薬物動態を検討し，治験薬が開発に値するかを決定します．
　一般的には，低用量の投与から開始し，プロトコールにしたがって，順次用量を増やしていくデザインがとられます．

○ 後期第II相試験（P2b試験）
　P2b試験は，P2a試験に引き続き薬物動態・適応症を明らかにするほか，用量設定試験（有効性を得るためにはどの程度の投与量が必要であるか検討する試験）により，第III相試験で用いられる用量を設定します．
　P2b試験の例数設定（被験者を何例確保するべきか）は，P2a試験で得られた結果から逆算されることが一般的です．

用量設定試験におけるデザイン

　前述のとおり，用量設定試験の目的は，第Ⅲ相試験の用量を決定することです．

　用量反応関係を知ることで，治験薬の最小有効用量 (minimum effective dose；Min ED)，最大有効用量 (maximum effective dose；Max ED)，最大耐性量 (MTD：maximum tolerated dose) などの情報を収集します (図35)．

　用量の設定に際しては，実施可能性 (多くの投与群を設定することが望ましいが，費用の面から限界がある)，および患者の安全性を両立できる範囲で広い用量幅 (実薬の最低用量と最高用量) を選択することが重要であるとされます (ICH E4)．

　試験デザインは，3用量あるいはそれ以上の用量を並行群間比較する無作為化用量反応試験が一般的です．

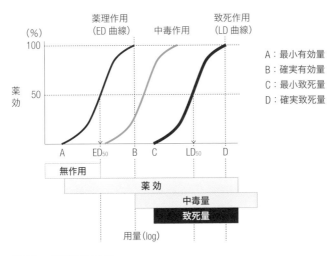

図35　用量返応曲線

POCとは？

　POC（「ポック」と呼ばれる）とはproof of conceptの略で，医薬品の開発過程において，開発の妥当性が確認されること（可能性が確認されること）とされ，多くの場合，第Ⅱ相試験（多くはP2a試験）で確認されます.

　競争の激しい医薬品業界において，POCを確保する臨床試験を早期に実現できるか否かは，企業の存続にも影響する重要な点となり，POCの確保は重要なマイルストーンの1つとなります.

　このため，いかに早く被験者を登録するかが課題となり，早期にPOC達成が可能となる試験デザインをとるような戦略が立てられます.

抗がん剤の第Ⅱ相試験

　前述（p.35）のように，抗がん剤開発では第Ⅰ相試験から患者に投与されるなど，各ステージの試験デザイン，目的は抗がん剤以外の薬剤と異なったものとなります.

　抗がん剤の第Ⅱ相試験では，第Ⅰ相試験で決定された用法・用量にしたがい，対象となるがん腫における治験薬の有効性・安全性が評価されます. 抗がん剤の治験ではPOCが第Ⅰ相試験で確認されていることも多く，第Ⅱ相試験ではさらなる大規模な第Ⅲ相試験へと進む意義のある医薬品か，薬物動態と有害事象との間に関連性があるかなどが評価されます.

　試験デザインも，抗がん剤以外の薬剤が用量設定試験のような複数の用量を並行群間比較するデザインがとられるのに対し，抗がん剤の第Ⅱ相試験ではシングルアーム試験で，奏効率を評価するデザインが組まれることが一般的です.

こぼれ話 2 臨床開発部におけるメディカルドクターの役割

　臨床開発部に勤務するMDは，新薬開発（治験）に関するプロジェクトの一員となり，治験計画の立案，実施，評価，データ検証，認可のために必要な書類の作成などを行います．具体的に下記の3つです．

① key opinion leader（KOL：その領域で影響力をもつ医師：ガイドライン委員長や学会長など）と情報交換し，国内外の学会へ参加し情報を収集する．
② 治験に必要な書類（プロトコールや同意説明文書など），治験結果や有害事象に対する対策について，診療経験や知識をもとに実地臨床に則した観点からコメントする．
③ 海外の本社・支社に所属するグローバルメンバーと日本の医療状況や規制について協議し，治験のプロトコールの詳細を決定する．

　1品目の医薬品を開発するためには，数百億円の資金が必要になるといわれています．このため医薬品の開発に際しては，医学的観点だけでなく，薬理・薬事的観点，ビジネス的観点など，さまざまな観点から「開発のGo／No Go判断」をしていく必要があり，さまざまな専門家と協議していく必要があります．

　医学的観点から，「UMN（Unmet Medical Needs，いまだ有効な治療方法がない疾患に対する医療ニーズ）が高く開発すべきだ」と考えられても，ビジネス的視点からみて，多大な開発コストに見合うだけの売上が見込めなければ，会社の事業継続が困難になってしまいます．

　一方，過去のデータから算出された指標をみて，ビジネス的に売上が見込めると判断しても，医師の視点からみて「いやいや，この疾患はこの数年間で適応薬剤が増えたため，今からじゃ遅いよ」といった現場に則した意見は非常に重要となります．

　このように，新薬開発のGo／No go判断は，個々の専門家の意見を統合して最終決定されていきます．

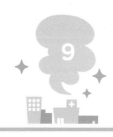

グローバルで行われる医薬品の開発
― 治験の種類（3）第Ⅲ相試験 ―

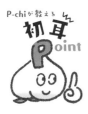

P-chiが教える
初耳 P oint

▸ 第Ⅲ相試験は，「検証的試験」であり，第Ⅱ相試験で決定した投与量の有効性や安全性が検証される．
▸ 世界の医薬品市場で最も大きな米国での承認申請を見据え，2本の第Ⅲ相試験が同時並行に行われることも多い．
▸ 国際共同治験で行われることが多い．

　第Ⅲ相試験では，第Ⅱ相試験で決定された投与量の有効性・安全性について，ランダム化比較試験によって検証されます．対照群は，倫理的側面に配慮し，プラセボ（偽薬）のほか，既に標準治療が確立されている場合には，それらの治療が用いられます．

国際共同治験

　有効性や安全性が確認された医薬品は，日本だけでなく，米国，欧州各国と世界のさまざまな国で承認申請されます．このため，医薬品開発は1つの国だけでなく，グローバル全体で実施されることが一般的です．
　検証的試験である第Ⅲ相試験は，数百人規模の症例登録が必要となり，莫大な費用や時間を要します．
　このような背景から，第Ⅲ相試験は国際共同治験として実施されることが一般的となっています．
　このため国際共同治験に参加し，日本での承認申請に際して国際共同治験の結果を用いる場合には，国際共同治験で用いられる用法・用量が日本人でも安全性上特段の問題がないことを確認しておく必要があります．

併用第Ⅰ/Ⅱ相試験（P1/2試験）や併用第Ⅱ/Ⅲ試験（P2/3試験）とは？

　これまでお話したように，医薬品開発は，P1試験で健常人に対する安全性を確認する→P2a試験で患者に投与し安全性を確認する→P2b試験で用量設定をする→P3試験で検証される，といったかたちで開発が進められていきます．

　しかし，このような教科書的にすべての段階を踏んでいくためには，莫大な症例数（時間，費用）を要します．

　症例数の多い疾患（高血圧，糖尿病など）では，各段階を経ての開発が可能ですが，希少疾患や現在UMN（unmet medical needs）の高い疾患は，症例数の集積が困難であることが多いです．

　また抗がん剤ではP1試験から患者に投与されるなど，抗がん剤以外の薬剤におけるP2a試験と目的やデザインが類似していることも多くあります．

　医薬品開発の目的は，治験薬の忍容性・安全性・有効性を確認することであるため，承認申請時にこれらのデータがそろっていれば，各段階を経なくてもよいわけです．このため，適応疾患や医薬品の特性に準じてP1/2試験やP2/3試験など，各段階の垣根を越えた試験デザインが作成されます（このようなノウハウをもつ人材開発の存在が重要になります，図36）．

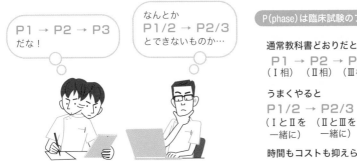

図36　特性に応じた試験デザインを検討

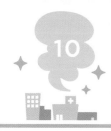

治験を実施する際のルールについて
― GCP（Good Clinical Practice）―

P-chiが教える
初耳
Point

▶ GCPは，治験業務における各過程において治験依頼者と
実地医療機関別に細かく定められている．

GCPとは何か？

　GCP（Good Clinical Practice）とは，治験を倫理的かつ科学的に実施し，その信頼性を確保するために制定されたルールです．

　その主旨は，① 被験者の人権の保護，安全の保持および福祉の向上を図る，② 治験の科学的な質および成績の信頼性を確保すること，とされています．

　GCPでは，治験業務における各過程（「治験開始前」「治験中」「治験終了時」）のルールについて，治験依頼者（企業）と実施医療機関別に細かく定められています（参考：GCPポケット資料集）．

　本書では，実施医療機関における治験責任医師と分担医師の役割について概説します．GCPでは，「実施医療機関の長の役割」「実施医療機関」「治験依頼書の役割」をはじめ，細かく規定されており，それらは他の成書を参照ください．

GCPで定められた治験責任医師の役割

　治験責任医師の要件は，① 十分な教育訓練をもち，かつ十分な臨床経験を有する，② 治験実施計画書，治験薬概要書，治験薬の適切な使用に精通

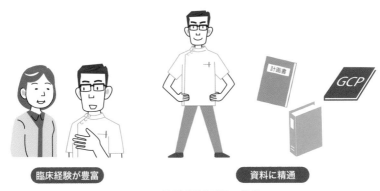

図37　治験責任医師の条件

する，③ 治験に必要な時間的余裕を有する，こととされます（図37）.
　次に治験責任医師の役割について記載します.

● 治験開始前

① 治験計画書等の資料を治験依頼者と協議し合意する.（第7条）

② 履歴書の提出.（第10条）

③ 同意，説明文書の作成，ICF を作成.（第51条）

④ 治験分担医師等のリストを作成し，院長の了承を得る.（第43条）

● 治験中

① 被験者を選定し，同意を得る.（第44条，第50 〜 54条）

② モニタリングへの協力を行う.（第41条）

③ 治験実施計画書からの逸脱対応.（第42条）

④ 副作用等の報告（第48条，第54条）：重篤な有害事象発生時には直ちに
　院長・依頼者に報告する.

⑤ 被験者の安全確保（第45条）：他科他院への通知，治験に関連する医療上
　の全ての判断に関する責任を有する.

⑥ 症例報告書（CRF；case report form）の作成（第47条）：治験計画書に
　従って作成し，依頼者に提出する.

○治験終了時

① 治験の終了・中止 (第49条)：院長に文書で通知，被験者への適切な医療の提供.

② 記録の保存. (第41条)

GCPで定められた治験分担医師の役割

　治験分担医師は，治験責任医師の指導の下に治験に係る業務を分担します.

① 治験責任医師の業務に協力：分担リストの作成，必要に応じて履歴書を提出，モニタリングへの協力.

② 被験者の選定，同意の確保.

③ 被験者の安全確保.

④ 副作用等の治験責任医師への報告.

⑤ 症例報告書の作成.

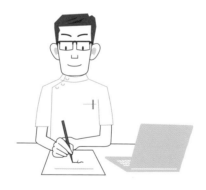

こぼれ話 3 安全性情報部における メディカルドクターの役割

　安全性情報部で勤務するMDは，当該企業の医薬品使用に伴い発生した有害事象の因果関係の評価や，新規医薬品の市場導入に伴い安全性を担保するためのrisk mitigation planの作成などを行います．
　具体的には，下記の4つがあります．

- ① 治験薬や市販後の医薬品の使用に伴い発生し報告された有害事象，文献や学会などで報告された有害事象について，因果関係や重症度を評価する．
- ② PMDAに提出する安全性情報の作成や添付文書の改訂作業に参画し，医学的な観点からコメントを行う．
- ③ 有害事象を報告した医師と面談し，状況や対応について協議する．
- ④ 新規医薬品の市場導入に伴い，安全性を担保するため，学会のKey Opinion Leaderと協議する．

　MDは医療現場で患者さんと接し，その苦悩と直に接してきた経験があります．
　例えば，CTCAE グレードでGrade 3/4の有害事象は着目されやすいため，報告されると一例一例，企業内で詳細に検討されますが，比較的頻度の高いGrade 1/2の有害事象は，個々の症例にフォーカスされにくい傾向があります．
　しかし，抗がん剤などに伴う嘔気・嘔吐，皮膚障害は，Grade 1とGrade 2で目の前の患者さんの苦悩は大きく異なります．
　これらは，直に接し治療してきた医師でないとわかりません．「Grade 1でも着目すべきだ」「Grade 3/4が少なくてもGrade 2が多いため問題だ」などの声をあげられるのは，これらを経験してきたMDの大きな役割です．

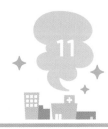

11 グローバルで医薬品を開発する際,どの国のルールを適応するの？
― 国際共同治験における考え方 ―

P-chiが教える 初耳 Point

> ▶ 国際共同治験は,新規の医薬品を世界的規模で開発し,承認申請を目指すための戦略の一環として実施される.
> ▶ 国際共同治験では,日本のGCPだけでなく,国際的に統一された基準であるICH-GCPを遵守する必要がある.

ICH-GCPについて

国内での承認申請を目指す場合には,日本のGCP (J-GCP) を遵守し,治験を遂行することが重要になります (図38).

一方で,国内だけでなく海外の国とともに国際共同治験を行う場合には,国際的に統一された基準が必要となります. ICH-GCPとは,治験実施時における国際的な基準であり,日本が国際共同治験に参加し,日本の承認申請にそのデータを用いるのであれば,J-GCPだけでなくICH-GCPも遵守する必要があるわけです.

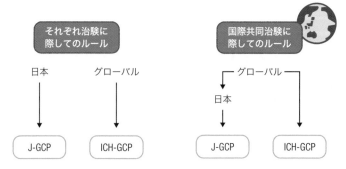

図38 ICH-GCPについて

ICH-GCP：International Council for Harmonisation of Technical Requirements for Pharmaceuticals for Human Use-Good Clinical Practice

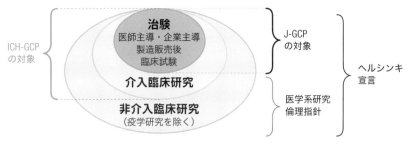

図39　J-GCP と ICH-GCP の違い
(ICHガイドラインポケット資料集2017年デスク版を参考に作成)

J-GCP と ICH-GCP の違い

　図39にその相違点を記載しました．J-GCPの対象が治験，製造販売後臨床試験のみであるのに対し，ICH-GCPは治験以外の臨床試験（承認申請を目的としない試験）も対象となっていることが特徴的です．

国際共同治験における基本的な考え方

　国際共同治験では，1つの治験に複数の国や地域の医療機関が参加し，共通の治験実施計画書に基づき，治験が遂行します．このため，国際共同治験に日本が参加する際の基本的な要件として①〜④ があげられます（図40）．
① 参加する全ての国，医療機関がICH-GCPを遵守した臨床試験が実施可能であること．
② 参加するすべての国，医療機関で日本からのGCP実地調査を受け入れ可能であること．
③ 得られたデータに対して，人種，地域，患者背景などの目的に基づき，医薬品の有効性および安全性の部分集団解析が実施可能であること．
④ 試験の管理・運営等に関する各国あるいは各施設における差異およびそれらの評価に与える影響を説明可能であること．

❶ 参加するすべての国，医療機関が ICH-GCP を
遵守した臨床試験が実施可能であること．

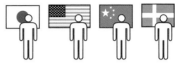

❷ 参加するすべての国，医療機関で日本からの
GCP 実地調査を受け入れ可能であること．

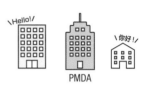

❸ 得られたデータに対して，人種，地域，患者背景などの目的に基づき，
医薬品の有効性および安全性の部分集団解析が実施可能であること．

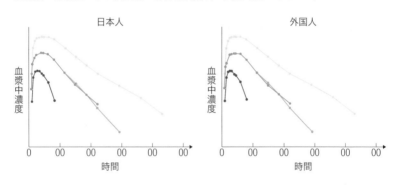

❹ 試験の管理・運営等に関する各国あるいは
各施設における差異およびそれらの評価に
与える影響を説明可能であること(図41)．

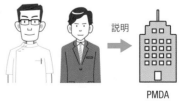

図40　国際共同臨床試験に参加する際の考え方

外国臨床データを受け入れる際に考慮すべき民族的要因

　民族的要因は，① 個人が住んでいる環境や文化に関連した外因性民族的要因（気候，環境，汚染，文化，医療習慣，食事など）と ② 内因性民族的要因（性，年齢，身長，体重，遺伝子多型など）に大別されます（図41）.

内因性要因		外因性要因
遺伝的要因	生理的・病理的要因	環境要因
●性 ●人種，遺伝病，代謝の遺伝多型	●年齢（小児・高齢者） ●併存疾患（肝・腎・心疾患）	●気候，日光，環境汚染 ●文化，社会的経済的要因，教育水準 ●医療習慣，疾患の定義と診断，治療法，服薬遵守の程度 ●治療方法/GCP，臨床試験実施方法/ガイドライン

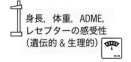
身長，体重，ADME，レセプターの感受性（遺伝的 & 生理的）

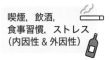
喫煙，飲酒，食事習慣，ストレス（内因性 & 外因性）

項 目	影響を受けにくい	影響を受けやすい
薬物動態の線形性	線形	非線形
薬力学的曲線	平坦	急峻
治療量域	広い	狭い
代謝の関与	代謝が僅か	代謝が高度
代謝経路	複数	単一
代謝酵素	─	遺伝多型
生物学的利用率	高い，個体差小	低い，個体差大
相互作用の可能性	少ない	多い
蛋白結合率	低い	高い
不適切な使用の可能性	低い	高い
併用薬	少ない	多い

図41　民族的要因の影響の受けやすさ

第2章

臨床試験の実務

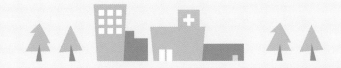

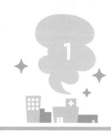

治験を円滑に実施するための人材とは！？
― 治験の遂行に係るスタッフ ―

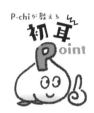

- ▶治験を実施，円滑に遂行するには，治験の知識に長けた人材が必要になる．
- ▶CRCとは，医療機関で治験の調整・医師，看護師のスタッフと被験者を調整する人材である．
- ▶CRAとは，製薬企業側から派遣される人材で，治験の打診，契約，データの回収などが行われる．
- ▶SMOは病院を，CROは製薬企業を支援する会社・組織である．

治験と実地臨床の違い

　前項で解説したとおり，治験はGCPを遵守する必要があるため，診察手順，記録内容，注意点などは実地診療と異なります．

　例えば，実地臨床では検査・点滴投与時の注射針やシリンジの種類などの規定はありませんが，治験では厳密に規定されます．これは，開発段階の薬では，投与速度によって効果が変わる可能性，規定以外の注射針やシリンジとの接触により化合物が変化してしまう可能性などさまざまな可能性が秘められているためです（図1）．

　このような背景から，治験を予定どおりに遂行するため，現場の医師や看護師に，1つひとつ細かい規定を理解していただく必要があります．

　治験実施施設においては，院内の実施体制を確立するだけでなく，治験を担当する医療従事者に対する教育も重要になります．

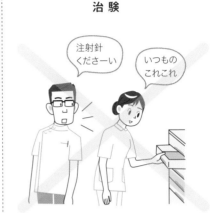

実地臨床	治 験

図1　治験と実地臨床の違い

治験をサポートする人材—病院側の支援—

　治験は日常臨床と異なり，複雑な検査スケジュールや規定を順守して推進する必要があるため，日常診療で多忙を極める医療者が，単独で実施するのは困難です．

　このため，病院側には治験業務を支援する人材が必要となり，これらはCRC (clinical research coordinator：治験コーディネーター：被験者の対応をする人) やSMA (site management associate：治験に伴う書類作成などの事務を行う人) と呼ばれています (図2).

　CRCは，SMO (site management organization：治験施設支援機関) から派遣される場合と，医療機関に独自に所属する場合 (院内CRC：看護師，臨床検査技師，薬剤師として所属しCRC業務を行う) に大別されます．

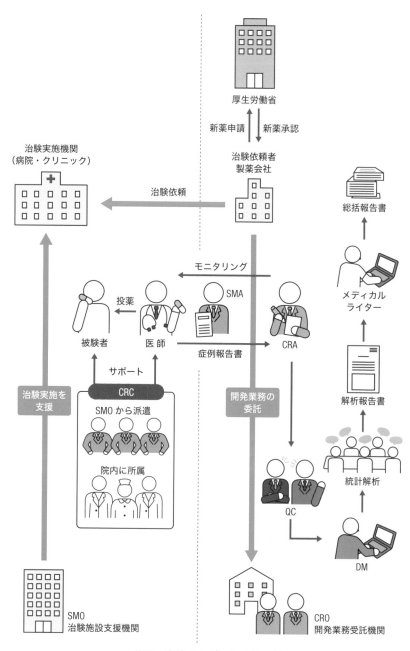

図2　治験をサポートする人材

治験をサポートする人材 ― 製薬企業側の人材 ―

製薬企業が治験を実施・遂行する際には，その治験を企業自身が実施する場合と，外部の会社（CRO：contract research organization）に委託する場合に大別されます．

製薬企業やCROからは，CRA（clinical research associate：臨床開発モニター）と呼ばれる職種の人が医療機関を訪問し，治験の打診・契約・データの回収などを行います（図2）．

CRCは，病院の内情やシステムに詳しく，被験者とのコミュニケーションが必要となるため看護師資格の保有者が多い一方，CRAは薬に関する知識が豊富な薬剤師資格の保有者が多い傾向にあります．

医師主導治験では？

医師主導治験では，CROとの契約をはじめとする企業が行っている業務を医師自らが行います．

CRCの人件費をはじめとする諸費用を獲得した研究費から支払い，SMOやCROとの契約も自ら進める必要があるなど，治験を実施するための組織作りを進めていく必要があります（図3）．

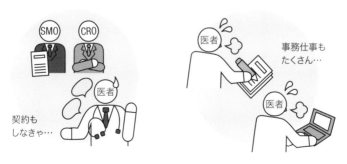

図3　医師主導治験における医師の役割

61

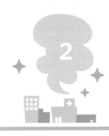

現場の治験業務を支える CRAは大忙し！
― 治験のモニタリングと試験推進・管理 study management ―

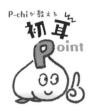

P-chiが教える 初耳 Point

▶治験実施に際しては，GCPや治験実施計画書に基づき適正に行われているかが監視され，これらの業務はCRAが主体となって行われる．

▶CRAによって現場で収集された情報は，治験依頼者のstudy managerへと報告され，企業内に収集されていく．

モニタリング業務

　治験のモニタリングとは，治験を実施する各医療機関で，治験がGCPや治験実施計画書に基づき適正に行われているかを監視する業務です．

　これらの業務はCRA (clinical research associate：臨床開発モニター) によって行われます．具体的には，図4にある ① ～ ⑧ の順に遂行され，その作業は多岐にわたります．

　被験者の組み入れの適切性や治験薬の交付量，投与用量の適切性，GCPや治験実施計画書に基づいて治験が推進されているかなどの確認に際しては，治験責任医師や治験分担医師の確認を要します．

　CRAは，担当する試験の情報提供やこれらの確認作業のため，医師やCRCのもとへ直接出向く必要があり，出張の多い職種として知られています．

1　施設調査・選定 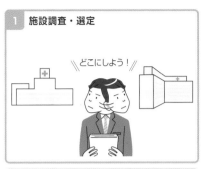	**5　症例報告書** **（CRF, case report form）回収** 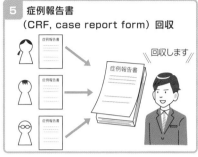
2　治験の依頼 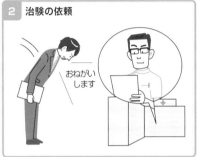	**6　SDV（sourse data verification）；** **原資料（カルテ）との照合，検証** 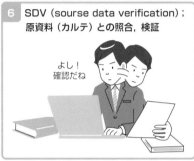
3　治験薬の設置 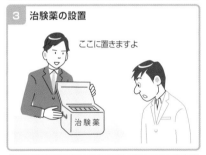	**7　治験薬回収** 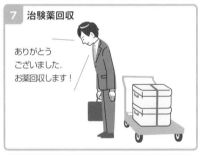
4　モニタリング（モニタリング報告書の **作成，GCP遵守状況の確認）** 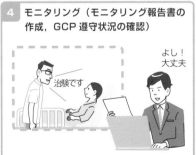	**8　終了手続** 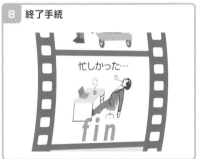

図4　現場の治験業務を支えるCRAの業務

試験推進・管理

前述のようにCRAによって現場で収集された情報や資料は，治験依頼者（製薬企業）の各試験マネージメント担当者（study manager）へと報告され，収集されていきます（図5）．

有害事象発生時や緊急時などには，CRAから収集された情報は，study managerから，試験に携わる担当者（治験の企画担当者や安全性の担当者）へと伝えられ，その対応策について協議されます．

協議された情報や方針は，study managerからCRAへと伝えられ，次いで現場の医師，CRCへと伝えられるといったかたちで推進されていきます．

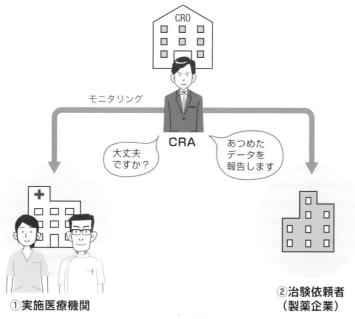

図5　CRAの試験推進・管理

マニュアル作りが重要！
― 標準業務手順書（SOP）の意義と考え方 ―

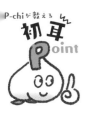

> ▶ SOPとは，業務の品質を保持し均一化するために必須の手順書である．
> ▶ 治験に際して，医療機関は，GCPを遵守したSOPの設置が重要となる．
> ▶ 国際共同治験においては，Local SOPとGlobal SOPのいずれも遵守する必要がある．

標準業務手順書（SOP）とは？

SOP (standard operating) とは，業務の品質を保持し均一化するために，その業務の作業や手順について詳細に記述された資料のことです（図6）．

SOPがないと，「成果物の内容・品質が一定しない→品質保証が困難」「規制要件・指針に照らしても適合性があるか評価できない→妥当性の判断が困難」といった問題が生じます．

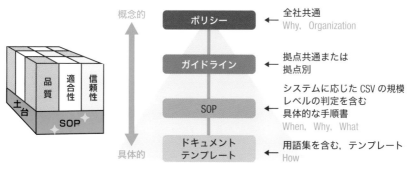

図6　標準業務手順書（SOP）は，ルールのこと

治験は，GCPを遵守し適切に行われ，かつその質が保証される必要があるため，企業，医療機関，CROは，GCPを遵守したSOPの作成が義務付けられています．

医療機関におけるSOP作成

治験や製造販売後臨床試験 (p.115) では，ルール (GCP省令や関連通知) を遵守し，試験を実施する必要があります．

GCPでは，各治験実施医療機関において，治験業務に関する手順書 (SOP) を作成することが義務付けられています．このため，各施設はSOPを作成する必要があり，さらにGCPは順次改正されるため，作成されたSOPが最新版のGCPに遵守するように改訂していくことが求められています．

SOPのひな型は，日本医師会治験促進センターのホームページで参照することが可能です．

> **SOP のひな形 (日本医師会治験促進センター)**
> Q http://www.jmacct.med.or.jp/clinical-trial/enforcement.html

Global SOP と Local SOP

　第1章臨床試験のしくみ (p.48) で解説したように，国内での申請承認を目指す場合には，作成された SOP が，日本における GCP (J-GCP) に遵守していることが重要になります．

　現在，医薬品は，グローバルで開発されることが一般的であり，国内だけでなく海外各国の承認申請を得ることが重要となります．

　そのような国際共同治験を実施する場合には，ICH 対応国での治験実施が不可欠であり，その国際共同治験全体を運営管理する適格な Global SOP が必要となります．

　このように SOP は，Local SOP (各国別の GCP を遵守した SOP) と Global SOP (ICH-GCP を遵守した SOP) が存在します (図7)．

　例えば，日本の国内企業が海外での承認を目指す際には，海外子会社の拠点と共同して Global SOP を設置する必要があります (J-GCP を遵守した Local SOP は既に存在するため)．一方で，外資系企業が日本での承認申請を目指す場合には，日本の子会社で Local SOP を設置する必要がでてくるわけです．

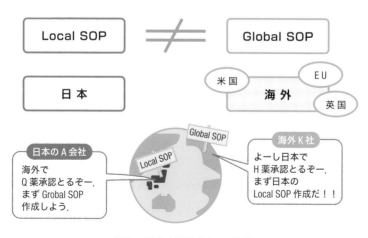

図7　Global SOP と Local SOP

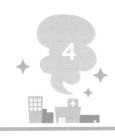

医師主導治験で医師がやること
─ 医師主導治験への応用 ─

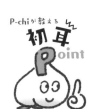

P-chi が教える
初耳
Point

- ▶ 医師主導治験では，企業主導治験で企業が担っていた開発業務すべてを医師自らが行う必要があるため，その作業量は莫大である.
- ▶「治験業務を理解できていない医師や時間的余裕のない医師は，医師主導治験を実施することができない」とGCPで定められている.
- ▶ 目的が著名誌への投稿である場合には，あえて「医師主導治験」を行う必要はない.
- ▶ 医師主導治験の具体的内容については，「医師主導治験START BOOK（南山堂）」に記載されている.

　治験は，医薬品の承認申請を目的とした臨床試験であるため，詳細なルールに基づいて実施されます．企業主導治験では，「治験の準備」および「管理に関する業務」を（製薬）企業が担うため，業務全体を理解していなくても治験が推進されます.

　しかし医師主導治験では，企業主導治験で企業が担っていた業務すべてを「自ら治験を実施しようとする医師」が行う必要があります．このため，医師は臨床試験についてだけでなく，規制を含めた開発全体に関する知識と理解が必要になります.

　承認申請を目的とせず，論文や学会発表を目指す臨床試験であれば，あえて「医師主導治験」を行う必要はありません．New England Journal of MedicineやLancetなどの著名誌に掲載されている臨床試験の多くは，医師主導治験以外の臨床試験です．治験と治験以外の臨床試験では，かかる労力や時間が異なりますので，目的を明確化しておくことが重要です.

治験責任医師とは？

治験責任医師は，実施責任者としての責任を担うだけでなく，治験の準備・管理，品質管理，規制当局への報告といった企業主導治験で製薬企業が行っている治験の開発業務の責任も担う必要があります．

このため，企業主導治験とは比較にならないくらいの多数の作業があり，時間的余裕がなければ実施は困難です．

GCP第42条では，治験責任医師の要件として，治験を行うために必要な時間的余裕を有すること，教育・訓練および経験によって治験を適正に実施し得る者と規定されていることから，「忙しくて時間がない」「治験のことはわからない」などの医師は，医師主導治験を実施することができません．

医師主導治験では，その業務量の多さから，医師に時間的余裕を有することが不可欠です．一方，承認申請は自ら治験を実施した医師は行うことができず，製薬企業が行うことになります．このような背景から，前述のとおり著名誌への論文掲載が目的の場合には，医師主導治験を実施する必要はありません．医師主導治験の実施に際しては，「治験を実施するための目的」と「治験を実施したいという強い意志」が必要となります．

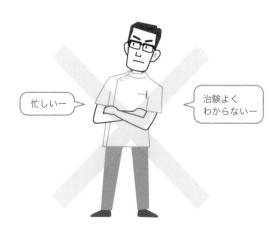

医師主導治験にかかわる医療機関は1つか？ 複数か？
―治験調整医師の存在―

　医師主導治験が1つの施設で行われる場合には，「自ら治験を実施する者」は1人となります．一方，多施設共同医師主導治験の場合には，各治験実施医療機関に治験責任医師が存在するかたちとなり，医療施設間の調整，代表してPMDAへの届け出などを行う業務が発生します．この施設間の調整を行う代表医師を「治験調整医師」といい，調整業務を行う複数の医師で構成される委員会を「治験調整委員会」と呼びます（図8）．

　治験調整医師が，自ら治験を実施する者から委嘱を受け，治験調整業務すべてを引き受けることができるのであれば，「治験調整委員会」を組織する必要はなくなります．

　それぞれの役割や具体的準備方法などの詳細については，「医師主導治験 START BOOK（南山堂）」で説明されています．

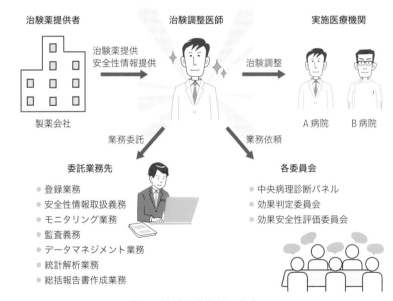

図8　治験調整医師の存在
一般的な医師主導治験の体制（多施設共同試験）

補償・賠償保険への加入

治験では被験者に治験による健康被害が発生した場合，補償責任を負う必要があります．このため治験実施時には，あらかじめ保険，その他の必要な措置を講じておくことがGCPで規定されています．

補償内容は，「医療費」「医療手当」「補償金」に大別されますが，これらを考慮の上で，保険を含めた費用の準備が必要となります（図9）．

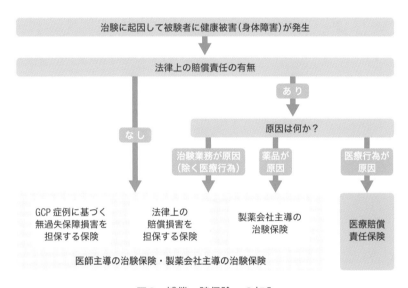

図9　補償・賠保険への加入

医師主導治験の主な流れ

医師主導治験においても，治験の準備，実施や終了後の流れは，企業主導治験と同様です．しかし，治験の経験が豊富な企業のサポートなくして，進めることは難しいことから，開発の進め方に関して企業側と相談しながら進

めていきます（図10）．1つの薬剤を新規に申請するプロセスは，図11のように大きな山を登るのと一緒です．

　企業主導治験では，図11における治験開始から治験終了までしか携わることがありません．一方，医師主導治験では，その準備から終了作業に至るまで莫大な作業を医師が行う必要がありますが，1つの薬がどのように生まれ，現場で使用されるようになるのかを肌で感じることができるようになります．

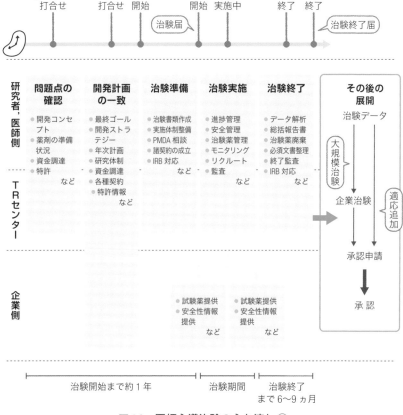

図10　医師主導治験の主な流れ①
（文部科学省橋渡し研究支援推進プログラム 薬事専門家連絡会より）

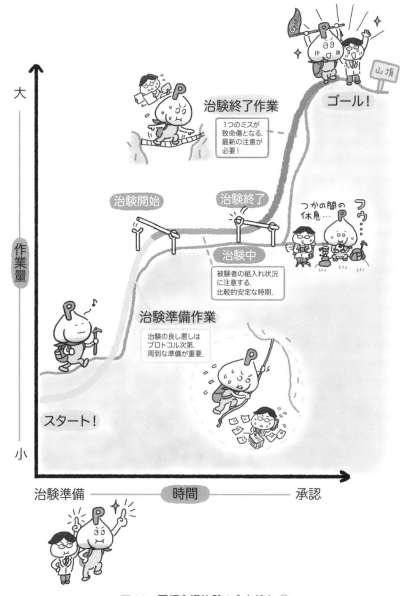

図11　医師主導治験の主な流れ②

こぼれ話 4 メディカルアフェアーズ部における メディカルドクターの役割

メディカルアフェアーズ部で勤務するMDは，担当する医薬品の プロジェクトメンバーの一員として，開発中期〜後期段階から市販 後に至るまで横断的にプロジェクトに携わり，市販後のブランド価 値最大化を目的とした活動を行います.

具体的には，下記の5つがあります.

. . . .

① 開発段階からプロジェクトに携わり，担当医薬品の価値最大化の ため，市販後の臨床試験の企画，推進，書類作成などに携わる.

② 学会のKey Opinion Leaderと意見交換し，市販後のエビデンス創 出に関する情報交換を行う.

③ 市販後のマーケティング戦略について，医学的観点からアドバイ スする.

④ マーケティング部や営業部と協力し，最新の医学・薬学情報を医 療機関に提供する.

⑤ マーケティング部や営業部などの関係部署担当者への医学的観点 から教育を行う.

. . . .

医師と企業間の透明性の確保や医薬品市場のグローバル化によっ て，医薬品の販売，マーケティング手法は大きく変化してきています.

具体的には，これまでの「MRが各医療機関を訪問し情報提供・交 換する」ことで現場の医師に情報提供していた時代から，「市販後の エビデンスを創出し，ガイドライン等を通じて」情報提供する時代 へと変化しています.

このような時代の変化とともに，市販後エビデンスをどのように 創出していくかは重要な課題となり，医療現場を知っているMDの 役割は大きいと考えられます.

第 **3** 章

安全性対策

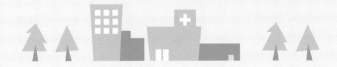

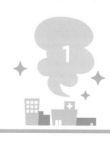

「有害事象」と「副作用」は意味が異なる！

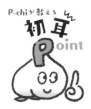

P-chiが教える
初耳 Point

▶ 有害事象（AE）とは医薬品を投与された被験者に生じたすべての疾病またはその徴候で，当該医薬品との因果関係は問わない．

▶ 副作用（ADR）とは，有害事象のうち，医薬品との因果関係が否定できないものをいう．

▶ 有害事象の医学的重症度は，CTCAEグレードによって分類される．

「有害事象」と「副作用」

「有害事象（adverse event：AE）」とは，医薬品を投与された被験者に生じたあらゆる好ましくない，**あるいは意図しない徴候，症状，疾病**を指します．

一方，「副作用（adverse drug reaction：ADR）」とは，**有害事象のうち，医薬品との因果関係が否定できないもの**を指します（図1）．

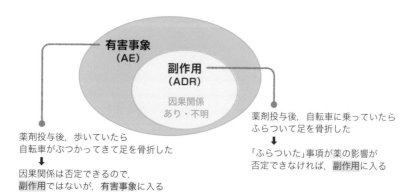

図1 「有害事象」と「副作用」

医学的な重症度（CTCAE グレード）

有害事象の重症度は，世界共通語基準であるCTCAE（Common Terminology Criteria for Adverse Events）を用いて評価され，表1のようにGrade 1〜5に分類されます．

表1　医学的な重症度（CTCAE グレード）

有害事象	G1 軽度	G2 中等度	G3 高度	G4 生命危機	G5
定義	軽症；症状がない，または軽度の症状がある；臨床所見または検査所見のみ；治療を要さない	中等度；最小限/局所的/非侵襲的治療を要する；年齢相応の身の回り以外の日常生活動作の制限	重症または医学的に重大であるが，ただちに生命を脅かすものではない；入院または入院期間の延長を要する；活動不能/動作不能；身の回りの日常生活動作の制限	生命を脅かす；緊急処置を要する	AEによる死亡
白血球 （×10³/μL）	3.0〜<LLN	2.0〜<3.0	1.0〜<2.0	<1.0	—
ヘモグロビン （g/dL）	10.0〜<13.7（男性） 11.6（女性）	8.0〜<10.0	6.5〜<8.0	<6.5	—
血小板 （×10³/μL）	75〜<LLN	50〜<75	25〜<50	<25	—
食欲不振	食習慣の変化を伴わない食欲低下	顕著な体重減少や栄養失調を伴わない摂食量の変化；経口栄養剤による補充を要する	顕著な体重減少または栄養失調を伴う（例：カロリーや水分の経口摂取が不十分）；静脈内輸液/経管栄養/TPNを要する	生命を脅かす	
嘔吐	24時間に1〜2エピソードの嘔吐（5分以上間隔が開いたものをそれぞれ1エピソードとする）	24時間に3〜5エピソードの嘔吐（5分以上間隔が開いたものをそれぞれ1エピソードとする）	24時間に6エピソード以上の嘔吐（5分以上間隔が開いたものをそれぞれ1エピソードとする）；TPNまたは入院を要する	生命を脅かす；緊急処置を要する	

CTCAEのグレーディングにおける原則

○ "nearest match" の原則

観察された有害事象が複数のグレードの定義に該当するような場合には「最も近い内容のグレードにグレーディングする (nearest match)」という原則があります.

○ "what should be done" の原則 (図2 A)

有害事象に対して何が実際に行われたか (what was actually done) ではなく, 何がなされるべきであったのか (what should be done) によって分類するという原則です.

例えば, 食思不振で受診した患者が, 医学的に不要と考えられても本人の希望で点滴を行った場合, 短絡的に「Grade3 : 輸液を要する」に分類するのではなく, 真の状態や前後の変化などから総合的に最も近いグレードに分類するというものです.

○ "no modification at baseline" の原則 (図2 B)

治療前 (baseline) の状態によって, グレードを調整しない, という原則があります. 治療前から Grade 2 であり, 治療後も同様である場合には, Grade 2 と判断されます (Grade 2 − Grade 2 = 0 ではない).

CTCAEは, 米国国立がん研究所 (National Cancer Institute : NCI) によって作成され (NCI − CTCAE), JCOG (日本臨床腫瘍研究グループ) によって, 日本語版に翻訳されています.

すべての有害事象がすべてのグレードを含むわけでなく, 説明文が「−」となっている場合には, 該当するグレードが定義されていないことを示します.

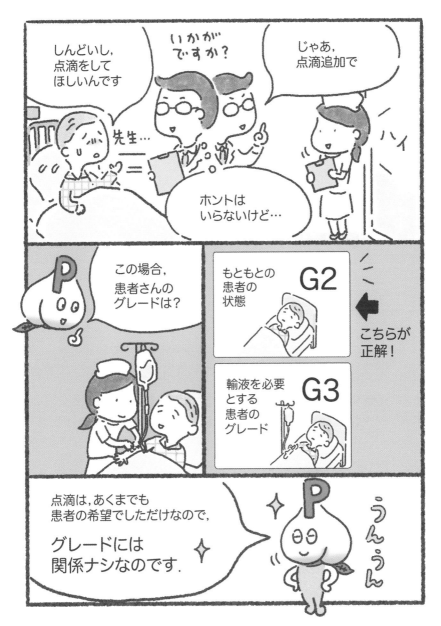

図2 A　間違いやすいグレード評価

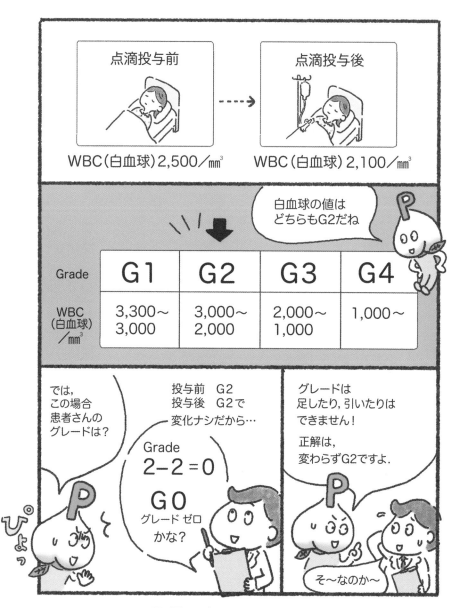

図2B　間違いやすいグレード評価

MedDRA

　同じ有害事象でも，国や地域（施設）によって，事象名が異なっていると，集計や評価が困難になります．このため，有害事象名は，国際的に統一された名称が用いられる必要があります．

　medical dictionary for regulatory activities terminology（MedDRA）とは，医薬品の規制に関する国際的な共通用語で，疾患，症状，診断名が規定されたものです（図3）．

　臨床試験などで報告される有害事象名は，すべてMedDRAに対応することになっています．

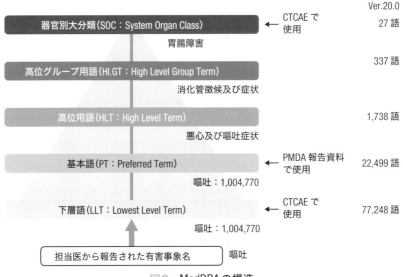

図3　MedDRAの構造

例えば担当医から「嘔吐」の有害事象が報告された場合，CTCAEグレードはSOC「胃腸障害」のLLT「嘔吐」に分類される．このような有害事象に対して分類される言語は，下層へと進むにつれ，多数存在する．

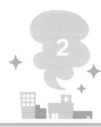

2 重篤な有害事象（SAE）とは何のこと？

― SAEは医学的な重症度とは異なる！ ―

P-chiが教える
初耳
Point

▶「重篤」とは，規制当局（PMDA）への報告基準を示したものであり，医学的な重症度（severity）とは異なる．

重篤な有害事象（SAE）とは？

SAE（serious adverse event）とは，有害事象のうち以下の①〜⑦のいずれかに当てはまるものを指します．

① 死亡（DE：death）　当該有害事象で死亡した場合．有害事象は持続しても，異なる理由で被験者が死亡した場合には，当該有害事象は「未回復」とする．

② 障害（DI：disability）　有害事象によって日常生活に影響を及ぼすほどの機能不全が発現した場合．

③ 死亡のおそれ（LT：life-threatening）　事象発生時に被験者が生命を脅かす状態にあった場合．

④ 障害のおそれ

⑤ 新規の入院／入院期間の延長
（IH：hospitalization）
有害事象の治療のために入院，または入院期間が延長になった場合．

⑥ 上記に準じて重篤（MS・IR：medically significant ／

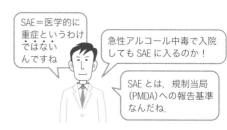

SAE＝医学的に重症というわけではないんですね

急性アルコール中毒で入院してもSAEに入るのか！

SAEとは，規制当局（PMDA）への報告基準なんだね．

82

intervention-required) 即座に死亡や入院には至らなくても，①〜⑤の結果にならないように治療を必要とするような重大な事象
⑦ 先天異常を来すもの (CA：congenital anomality)

重篤性 (seriousness) と重症度 (severity) の違い (図4)

　SAEは医学的な重症度と異なり，規制当局への報告に関する基準です (CTCAEグレードの3〜5ではありません)．SAEのうち，被験薬との因果関係が疑われ，予測困難であった事象は，規制当局 (日本であればPMDA) への報告が義務付けられています．
　例えば，後述するとおり，SAEには「予定しない入院」という定義が含まれます．このため，「CTCAEグレードは1であるが経過観察のための入院」といった事象や「事故で骨折し入院」といったものもSAEに分類されます．

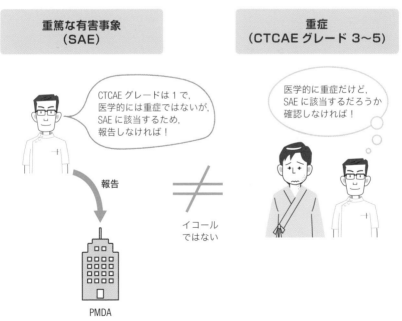

図4　重篤性 (seriousness) と重症度 (severity) の違い

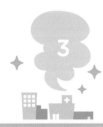

SAEが副作用であるなら，それが予測できたかを確認！

— SAEに対する対応：予測可能性の判断 —

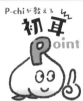

▶ 発生した有害事象が「副作用」と判断された場合には，その事象の予測可能性について検討し，報告対象であるかを判断する．

予測可能性

　発生した有害事象が，「副作用」と判断された場合，次にその予測可能性について検討します．

　具体的には，副作用発生時にその事象が既知であるのか（治験開始前より予測され，治験薬概要書に記載されているのか），未知（治験薬概要書に記載されていない）であるのかを判断します．

　未知の副作用は，SUSAR (suspected unexpected serious adverse event) と呼ばれ，規制当局へ15日以内に報告することが義務付けられています（死亡もしくは死亡のおそれの場合には7日以内）（図5）．

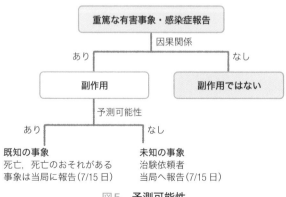

図5　予測可能性

治験中に「未知」から「既知」の副作用へ変更になることがある！?

　治験薬概要書は，随時改訂されます．治験開始当時には「未知」の副作用で規制当局へ報告されていた事象が，治験中にデータが集積され，「既知」となる場合があります．

　治験薬概要書の改訂時に「既知の副作用」として修正された場合には，改訂時以降は，報告の必要性がなくなります（図6）．

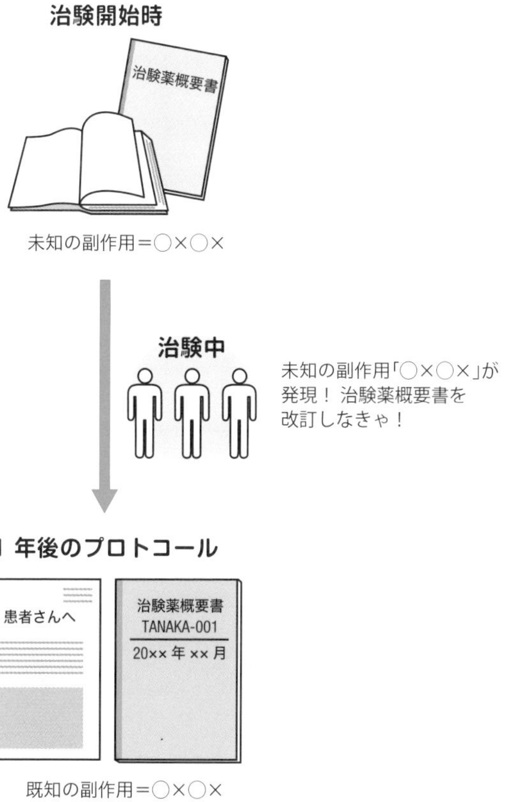

治験開始時

未知の副作用＝○×○×

治験中

未知の副作用「○×○×」が発現！治験薬概要書を改訂しなきゃ！

1年後のプロトコール

患者さんへ

治験薬概要書
TANAKA-001
20××年××月

既知の副作用＝○×○×

図6　治験中に「未知」から「既知」の副作用へ
　　　変更になることがある！?

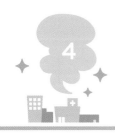

SAEが発生した際の情報の行方
― 医師・CRA・企業の対応 ―

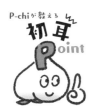

▶ SAE発生時には，医師は直ちに治験依頼者（担当CRAを通じて）と医療機関の長に報告する必要がある．

▶ CRAは，事象や結果の原因〔why（なぜ）〕に着目することで，効率的な情報収集が可能になる．

▶ 企業は，収集された情報をもとに因果関係，予測可能性を判定し，規制当局へ報告するか否かを検討する．

医師の対応 (図7)

　SAE (serious adverse event) が発生した場合には，医師は直ちに被験者に適切な緊急処置を行い，その旨を被験者に説明のうえ，すべての経緯をカルテに記載します（ここまでは実臨床と同様です）．

　治験では，加えてその内容について24時間以内に電話やFAXの手段により治験依頼者，書類によって医療機関の長へ報告することが義務付けられています（「緊急報告」といいます）．このため，担当CRA，CRCに連絡します．

　第一報である緊急報告のあと，書類（重篤な有害事象に関する報告書など）を作成し，速やかに治験依頼者，および医療機関の長に報告します（これを「詳細報告」といいます）．

　これらの報告されたSAEは，直近のIRB（倫理委員会）で審議され，治験継続の可否が判断されます．

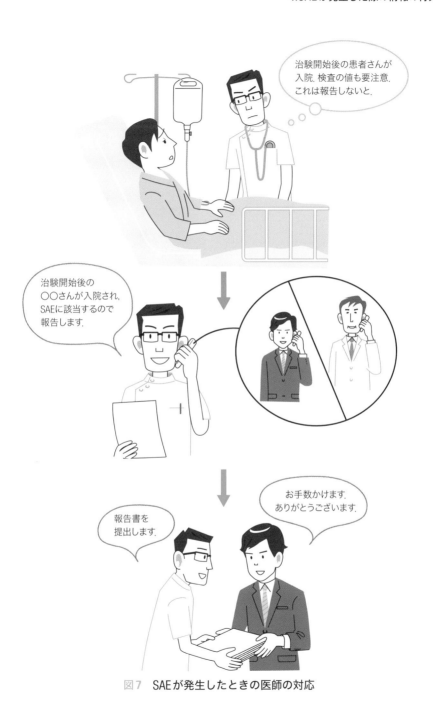

図7　SAE が発生したときの医師の対応

CRAの対応

　SAE発生の連絡を受けた後CRAは，治験分担医師・責任医師より詳細情報を入手し，直ちに治験依頼者の安全性管理担当者へと報告します（緊急報告）.

　詳細報告に際しては，治験責任（分担）医師のもとを訪問し，作成された「重篤な有害事象に関する報告書」と原資料（カルテ）との整合性を確認し，治験依頼者へ提出します.

　医療機関での情報収集，および治験依頼者への報告の際には，事象に関連する日付と出来事を時系列に記載し，全体像がわかるような書類を作成します.

　また，なぜSAEに気付いたのか，なぜこの検査をしたのか，なぜ投与延期・再開となったのかなど，企業内での評価に際して重要になる事象や結果の原因（why）は，医師との直接面談によって把握可能な情報が多いため，これらを意識し，効率的な情報収集を行う必要があります（図8）.

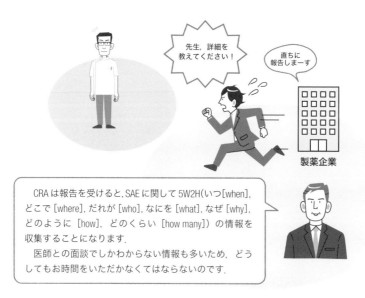

図8　SAEが発生したときのCRAの対応

治験依頼者（企業等）

　CRAを通じて報告されたSAE情報は，因果関係や予測可能性について評価され，規制当局（PMDA）への報告の必要性について審議されます．
　二重盲試験では患者が治験薬投与群か否かは，治験終了まで，盲検化されてわからないように規定されています．SAEの報告を受けた場合には，緊急開錠（対象患者について，盲検化を解除して治験薬が投与されたか否かを確認する）の必要性や，SAEに対する対策や治験継続の可否などについても審議されます．
　SAEが治験薬との関連性が疑われ（＝副作用），かつ予測できない場合には（SUSAR：suspected unexpected serious adverse eventと呼ばれます），規制当局へ15日以内に報告しなければなりません（死亡もしくは死亡のおそれの場合には7日以内）（図9）．

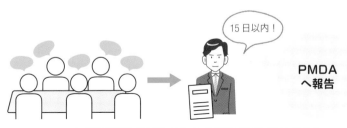

| 予測性 | 重篤性 | 国内症例 | 海外症例 | |
			国内 未承認薬	国内既承認薬 一変治験
未知	DE/LT	7日	7日	― （市販後報告）
	その他重篤	15日	15日	― （市販後報告）
既知	DE/LT	15日	15日	― （年次報告）

DE：死亡　LT：死亡のおそれ

図9　SAEが発生したときの企業の対応

医師主導治験での対応

　企業主導治験では，SAEが発生した際，治験実施者（医師）は事象について ① 病院長，② 企業担当者（CRA →企業）へ報告．院長に報告されると，倫理委員会で治験継続の可否判断がなされ，企業内では，因果関係や予測可能性を検証し，PMDAに報告するか否かが判断されます．

　他の治験施設への報告は，企業担当者（CRA）が行うため，② のプロセスにおいて医師は，基本的にCRAへ情報提供を行うのみでした．

　一方，医師主導治験では ② のプロセスを治験調整医師自らが行う必要が生じます．このため，SAEを経験した医師は治験調整医師へ情報を提供し，報告を受けた治験調整医師はPMDAへの報告義務があるかを検証・確認しなければなりません．報告期限は，企業治験と同様であるため，迅速な対応が求められます．

こぼれ話 **5** メディカルドクターに必要なスキル

　1つの医薬品には開発のほか，安全性担当者や製造やマーケティングを担当する社員など多くの専門家がかかわることになります．

　医療現場では，医師が治療方針を決定し，決定した事項を周囲に伝えるという仕事の進め方になりますが，会社ではさまざまな専門家と議論しながら，1つの事項を決定していきます．このため，多様な価値観や意見を受け入れ合意を形成していくという協調性が大事になります．

　イメージとしては，複数の併存症を有する患者さんを複数の科の医師（外国人医師もいる）で，治療をすすめていく感覚です．

　このため，MDに必要なスキルは，① 協調性，② 英語力，③ 問題解決能力，④ 交渉力・折衝力などがあげられます．

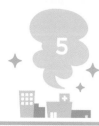

SAE発生時には
それが副作用であるかを確認！
― 因果関係の判断 ―

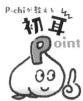

▶「副作用」とは，日本では「因果関係が否定できない有害事象」であるのに対し，欧米では「合理的な因果関係のある有害事象」を指し，国によってその定義が異なる．

因果関係判定の困難さ

　有害事象が発症した際には，医薬品による副作用か否かを判定する必要がありますが，実際の現場では併用療法，原疾患，合併症など多彩な交絡因子が存在しており，明らかな因果関係が証明できること，もしくは否定できることは比較的稀です（図10）．

　特にSAE（serious adverse event：重篤な有害事象）は，発現頻度が少ないため，集団同士の比較では明らかにならず，個別症例ごとに検討しなけれ

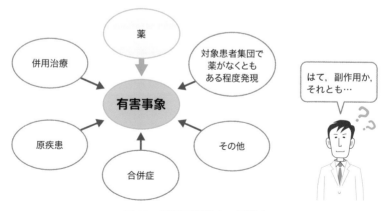

図10　因果関係判定の困難さ

ばなりません．このような場合，医師の意見が大きく影響されることになりますが，日本と欧米では副作用の定義が異なっているため，集計に際しては注意が必要です．

個別症例の因果関係判定

○ 日本の評価方法「Cannot be ruled out型」

前述（p.76）のとおり，日本における副作用の定義は「因果関係の否定できない有害事象」，いわゆる「Cannot be ruled out型」の考えで報告・集計されてきました（図11）．

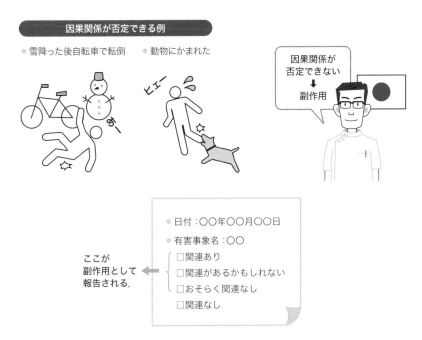

図11 個別症例の因果関係判定 ― 日本の評価方法「Cannot be ruled out型」―

　具体的には，治験分担医師・責任医師が，症例報告書 (CRF, case report form) に記載されている「関連あり」「関連があるかもしれない」「おそらく関連なし」「関連なし」「不明」などの項目から選択するといった手法です．この場合，「関連なし」以外の事象が副作用として集計・報告されることになります (図12)．

　しかし，被験薬との間で因果関係がほぼ確実に否定できる頻度は少ないため，実際にはほとんどの事象が副作用として報告されます．このため，日本で集計・報告される副作用は，多くのノイズを含んだものとなり，効率的に安全性シグナル (本当に重要な副作用) を検出できない可能性が指摘されてきました．

個別症例の因果関係判定

○ 欧米の評価法 ―「Reasonable possibility型」―

　ファーマコビジランスの基本原理を説明した成書では，①「副作用」とは，薬xと作用yを引き起こしうることが広く認知されている場合に用いられ，個々の症例に用いられるべきではない，② 個々の症例に対して，薬と事象との間に因果関係が疑われる場合には，「副作用の疑い」とする，と記載されています．

　欧州では，従来からこの考え方に基づき，「被験薬と有害事象との間に合理的な因果関係が説明できるもの」を「副作用の可能性がある (suspected adverse reaction)」と定義し，報告の対象としてきました (図12)．

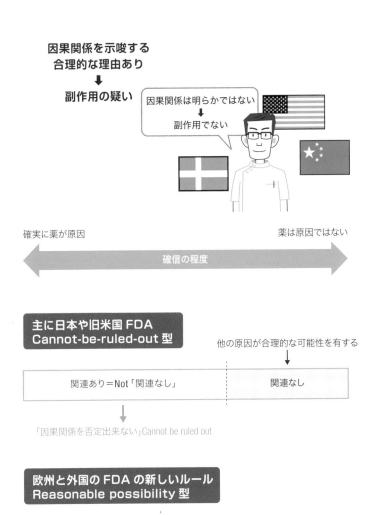

図12　個別症例の因果関係判定 ― 日本との違い ―

　具体的には，「有害事象は，被験薬に関連しているという合理的な可能性はありますか？」という質問に足して「Yes/No」で二者択一するという手法となります（図13）．

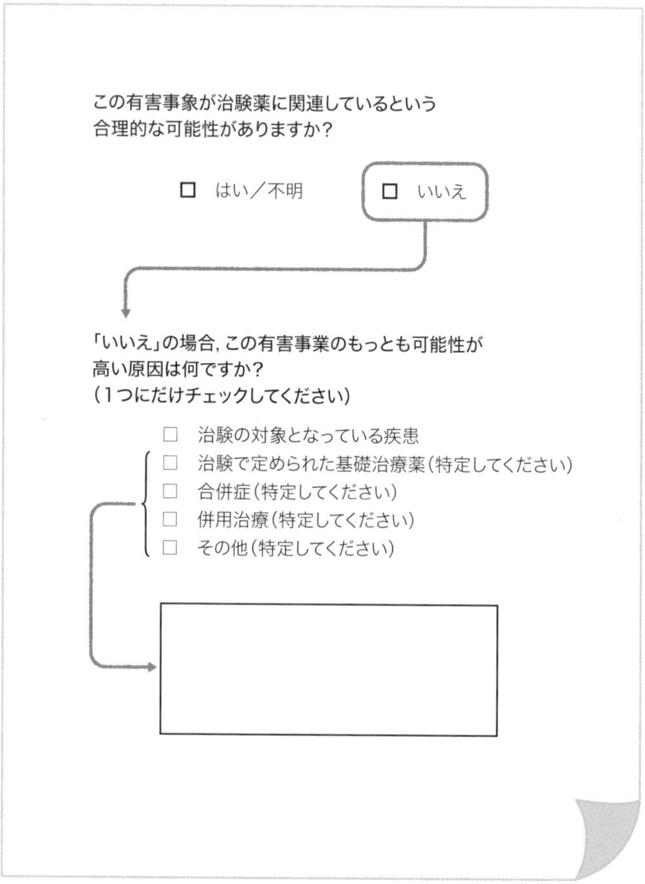

この有害事象が治験薬に関連しているという
合理的な可能性がありますか？

□　はい／不明　　　　□　いいえ

「いいえ」の場合，この有害事業のもっとも可能性が
高い原因は何ですか？
（1つにだけチェックしてください）

□　治験の対象となっている疾患
□　治験で定められた基礎治療薬（特定してください）
□　合併症（特定してください）
□　併用治療（特定してください）
□　その他（特定してください）

図13　個別症例の因果関係判定
— 欧米の評価法 —「Reasonable possibility型」—

米国における評価法の転換

　米国 (FDA) では，従来，日本の「Cannot be ruled out型」の評価法が支持されてきましたが，2011年9月より「Reasonable possibility型」の評価法へと方針が転換されることになりました (図14).

　このような背景から，日本と欧米では副作用の定義が異なっているため，国際共同治験で日本から報告される副作用の一部には，欧米では報告されない「合理的な因果関係は説明できないが，因果関係が否定できない事象」が含まれている可能性を考慮しておく必要があります.

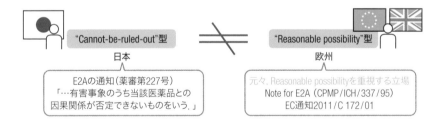

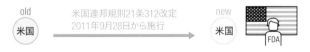

図14　米国における評価法の転換

日本と欧米における副作用の定義の違い

「Cannot be ruled out型」と「Reasonable possibility型」はどちらもcons/prosが存在しますが，国際的には「Reasonable possibility型」が主流になっています．

このため，国際共同治験において，日本の医師が「おそらく関連なし」にチェックして提出した場合，それが国内の企業を経由し，欧米の企業に行きつくと，「因果関係」についての記載が求められるという現象が生じています（図15）.

欧米側からみると，「因果関係が証明されていないのになぜ副作用とするのか」となりますし，日本の現場では，「因果関係がないので，おそらく関連なしとしたのだけど，なぜ因果関係を求められるのだ」と混乱が生じているのは，このような背景が理由です．

「Cannot be ruled out型」に慣れ親しんでいるわれわれにとって，「Reasonable possibility型」は，「重大な見落としが発生するのではないか？大丈夫なのか？」と感じます．日本では，サリドマイドやエイズなど薬害による問題を起こしてきた歴史があるため，ある程度保守的な考え方になるのは理にかなっています．

この懸念は，「有害事象経験時には因果関係がないと思われていても，症例の蓄積によって，因果関係があると判断される事象がある」ために生じるものと思われます．

「Reasonable possibility型」では，この懸念に対応するため，集団データの比較を重要視しています．すなわち，治験結果に基づき，集団データを比較することで個別集計では「因果関係なし」とされていたものが，「因果関係あり」に変更となる機会が確保されているわけです．

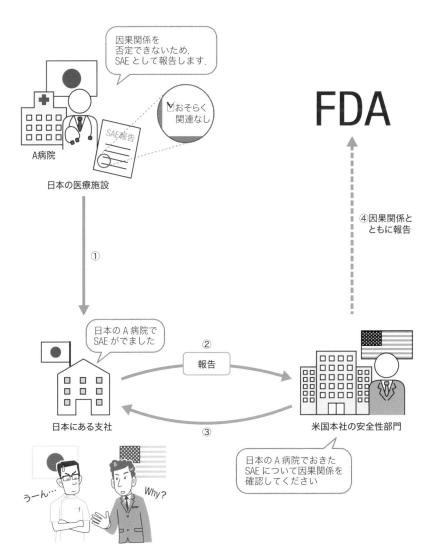

図15　日本と欧米における副作用の定義の違い

因果関係の判断材料とは？

CIOMS Ⅵワーキンググループによって提案された因果関係の判断材料は，図16のとおりで，「個別症例」と「集団」に大別されます．

<table>
<tr><td>個別症例での判断基準</td><td>集団での判断基準</td></tr>
</table>

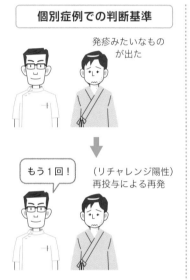

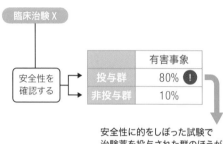

個別症例での判断基準

発疹みたいなものが出た

↓

もう1回！

（リチャレンジ陽性）
再投与による再発

他に
- 交絡するリスク因子がない….
- 他に説明できる原因がない．
- 曝露量や期間との整合性がある．
などがある

集団での判断基準

臨床治験 X

安全性を確認する →

	有害事象
投与群	80% ❗
非投与群	10%

安全性に的をしぼった試験で
治験薬を投与された群のほうが
有害事象の発生が明らかに高い

臨床治験 Y

投与量	プラセボ	10mg	20mg	30mg
有害事象	2%	10%	20%	30%

用量依存的に
- 有害事象の発生頻度が増える．
- 複数の異なる試験で一貫した傾向がある．

図16　因果関係の判断材料

「個人」の限界と「組織」の重要性

　「個人」の能力は，「個人」の努力に依存するため，結果が早く得られる一方，その能力には限界があります．

　一方，「組織」は，同一目標を保有した「個人」の集合体であるため，結果を得るのに時間がかかりますが，努力（業務や責任）の分担が可能となり，「個人」の欠点がカバーされることで，大きな力を発揮できるようになります．

　事業という視点で考えた場合，「個人」の経営には事業規模や事業内容は上限がありますが，「組織」化することで，新しい事業の立案や規模の拡大が可能となります．

　製薬企業では数十億〜数百億円のプロジェクトを進めていくことになるため，「個人」よりも「組織」の力が重要になります．

　医師時代には，「個人」の能力を伸ばすことを注視していましたが，企業に入ると「個人」よりも「組織」の一員としての「個人」の力をどう伸ばしていくかを考えるようになります．

治験中の安全性情報は定期的に報告される
― 治験安全性最新報告（DSUR）―

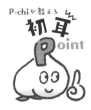

▶治験安全性最新報告（DSUR）とは，開発中の医薬品に係る包括的な安全性情報に関する報告書で，対象となる被験薬の承認または開発中止まで，1年ごとに規制当局へ提出される．

▶DSURは，1つの有効成分ごとに1つ作成され，内容はあらかじめ規定されている．

▶医師主導治験では，医師自らがPMDAに報告する義務がある．

DSURとは？

治験安全性最新報告（DSUR：Development Safety Update Report）は，開発中（治験中）の医薬品に係る包括的な安全性情報に関する報告書です（図17）．1つの有効成分ごとに1つ作成することになっています．

作成・提出は，営利・非営利にかかわらず，治験依頼者の責任となります．

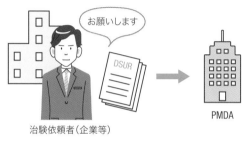

お願いします

DSUR

治験依頼者（企業等）

PMDA

図17　DSURとは

作成頻度とデータロックポイント

　調査期間の開始時は，対象となる医薬品の「国際開発誕生日（DIBD：Development International Birth Date）：治験薬が世界のいずれかの国で初めて治験実施の認可を受けた日付」で決定され，DIBDの同月日で開始されます．データロックポイント（DLP）は，1年の調査対象期間の末日となります．

　DSURは，対象となる医薬品の承認または開発中止となるまで1年ごとに作成され，DLPから60暦日以内に各国の規制当局への提出が義務付けられています（図18）．

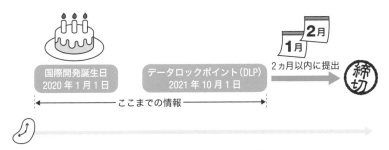

図18　作成頻度とデータロックポイント

DSURの構成

　DSURの構成（図19）は，大きく３つに分かれており，① 医薬品の開発状況などに関する情報（前段：第１～第６項），② １年間の調査機関中に得られたデータ・情報（中段：第７～第17項），③ データ・情報に基づく分析，評価，結論（後段：第18～第20項）となっています．

　報告内での記述の繰り返しをさけるため，中断に提示するデータの解釈はすべて後段にまとめられます．

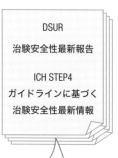

DSUR

治験安全性最新報告

ICH STEP4

ガイドラインに基づく
治験安全性最新情報

表紙	8. 調査対象期間中に
エグゼクティブサマリー	臨床試験で見られた重大な知見
目次	9. 非介入試験からの安全性知見
1. 緒言	10. 他の臨床試験からの安全性情報
2. 世界各国における販売承認状況	11. 市販後の使用経験に基づく安全性情報
3. 安全性上の理由で調査対象期間内に	12. 非臨床データ
実施された措置について	13. 文献
4. 安全性参照情報の変更	14. 他の DSUR
5. 調査対象期間中に継続又は	15. 有効性の欠如
終了した臨床試験の状況	16. 特定の地域で必要となる情報
6. 推定累積使用者数	17. データロックポイント後に入手した情報
7. ラインリストと	18. 安全性総合評価
サマリーテーブルのデータ	19. 重要なリスクの要約
	20. 結論

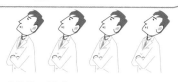

図19　DSURの構成

医師主導治験では

1つの有効成分ごとに1つのDSURの作成が求められるため，医師主導治験の場合には，同時期に対象となる医薬品の企業主導治験が実施されているか否かにより，対応が異なります．

● 同時に企業主導治験が実施中の場合（図20ⓐ）

多くの場合，企業がDSURを作成します（事前に協議します）．このため多くの場合，医師が行う対応は，医師主導治験の情報を企業に提供するのみとなります．

● 同時に企業主導治験が実施されていない場合（図20ⓑ）

新規医薬品の開発，もしくは既に企業が治験を実施していない場合，医師自らがDSURを作成し，報告する義務が生じます．このため，医師自らが治験薬提供者（企業）から情報を得て，書類をまとめ，PMDAに提出します．

同一有効成分で複数の医師主導治験を実施している場合には，誰が責任をもってDSURを作成するのか事前に協議しておくことが重要です．

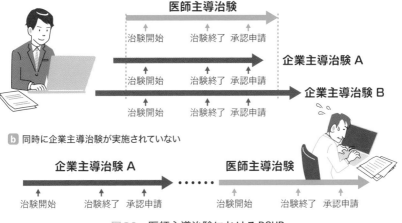

ⓐ 同時に企業主導治験が実施中

医師主導治験
治験開始　治験終了　承認申請
企業主導治験 A
治験開始　治験終了　承認申請
企業主導治験 B
治験開始　治験終了　承認申請

ⓑ 同時に企業主導治験が実施されていない

企業主導治験 A
治験開始　治験終了　承認申請
医師主導治験
治験開始　治験終了　承認申請

図20　医師主導治験におけるDSUR

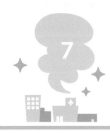

医薬品が安全に使用されるための管理体制
― 医薬品リスク管理計画（RMP）―

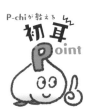

P-chiが教える
初耳
Point

▶ 医薬品リスク管理計画（RMP）とは，医薬品のリスクを最小限にするための取り組みを文書化したもので，医薬品の承認申請時と新たな安全性上の懸念が生じた時点で策定される．

▶ RMPは，「安全性検討事項」「医薬品安全性監視計画」「リスク最小化計画」から構成される．

RMPとは？

　医薬品が安全に使用されるためには，開発段階から申請承認後に至るまで，リスクが最小限になるよう取り組んでいく必要があります．この取り組みをRMP（Risk Management Plan，医薬品リスク管理計画）といい，個々の医薬品について安全性の問題を検討し，それらを低減するための取り組みを文書化します．

　2013年4月から，承認申請を行う医療用医薬品とバイオ後続品について，RMPの提出が義務付けられるようになりました．

　RMPは承認申請時，および新たな安全性上の問題が生じた時点で策定されます．

RMPの基本要素

　RMPは,「安全性検討事項」「医薬品安全性監視計画」「リスク最小化計画」から構成されます(図21).

　企業は,治験の段階で得られた情報から,安全性上の問題(安全性検討事項)を検討・特定し,それぞれの問題について,情報をどのように診療現場から拾いあげるか(医薬品安全性監視計画),そのような問題が起こらないようどのように対応するのか(リスク最小化計画)を策定・文書化し,PMDAに提出します.

　提出された資料は,PMDAで公開されるため,医療機関はその内容を把握し,各医薬品のリスクとその対策法についての情報を収集することが可能になります.

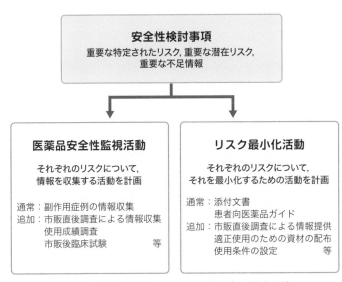

図21　医薬品リスク管理計画(RMP)の基本要素

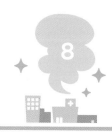

医薬品安全性監視計画
薬剤に関連する内容を学会報告すると, 後日情報提供を求められるのはなぜ?

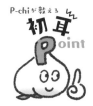

P-chiが教える
初耳
Point

- ▸ 医薬品安全性監視計画は, 安全性情報を医療現場からどのように拾いあげるかを決めたものである.
- ▸ 通常の医薬品安全性監視計画は, 自発報告, 文献・学会情報, 外国措置報告から成る.
- ▸ 追加の医薬品安全性監視計画として, 市販直後調査, 使用成績調査, 製造販売後臨床試験などがあり, ルールに基づいて実施される.

> ## どのように医薬品安全性監視計画が実施される?

　医薬品安全性監視計画は, 安全性に関する情報をどのように現場から拾い上げるかを決めるもので, 医薬品リスク管理計画 (RMP) の重要な一構成要素になっています (図22).

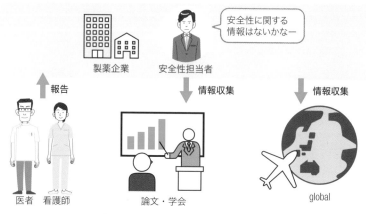

図22　どのように医薬品安全性監視計画が実施されるか

　一般的には，① 現場から直接個別の副作用症例の情報が報告される（自発報告），② 論文や学会で報告される（文献・学会情報），③ 海外の規制当局が発表する情報（外国措置報告）によって情報が収集されます．

　また，薬の性質上（抗がん剤，抗体薬など），より詳細な情報を収集する必要があると判断された場合には，市販直後調査，使用成績調査，製造販売後臨床試験などによって追加の医薬品安全性監視活動が行われます．

個別の副作用症例の情報報告

　臨床現場において発生した個々の副作用の情報が直接企業に提供される手法は，「自発報告」と「依頼に基づく非自発的な安全性報告」があげられます（図23）．

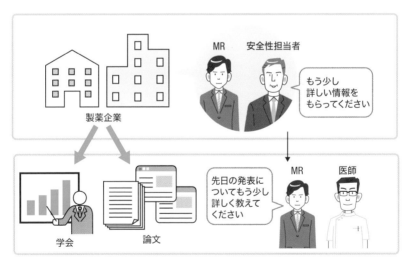

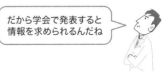

図23　個別の副作用症例の情報報告

○ 自発報告 (unsolicited report)

医療関係者や一般の方から自発的に報告されたものを自発報告といいます. 報告される時点で, 医薬品との因果関係が疑われていることから「副作用」として扱われます.

○ 依頼に基づく非自発的な安全性報告 (solicited report)

製造販売後調査など企業の依頼による調査によって得られた情報です. 自発報告よりも詳細で専門的な評価を有する系統的な情報であることから, 自発報告と分けて考えられています.

文献・学会情報

企業は系統的な文献データベースを用いて定期的に調査・検索し, 情報を収集しています.

実際, 医師が, 「～ (症状) に～ (医薬品) との関連が疑われた一例」などを学会や論文で報告すると, 関連する複数の企業から情報提供の依頼がよせられます.

海外措置情報

海外における措置情報 (保健衛生上の危害の発生または拡大を防止するための措置実施に関する情報) を監視し, 必要に応じ報告する必要があります. このため, ① 海外提携会社からの定期的な情報入手, ② 主な規制当局のホームページの確認, が行われています.

PMDA からの情報（図24）

● 医薬品安全性情報報告書

医療関係者から厚生労働省に直接報告された副作用は，PMDA を経由し，調査目的に企業へ提供されます．企業は受領後，通常の副作用情報と同様の手順で対応し，必要に応じて報告します．

● 副作用救済基金からの支払い通知書

健康被害救済制度（副作用により入院治療が必要になるほど重篤な健康被害が生じた場合に，医療費や年金などの給付を行う公的な制度）に基づき支払い通知書が企業に通知されます．その情報を調査し，副作用情報として取り扱われます．

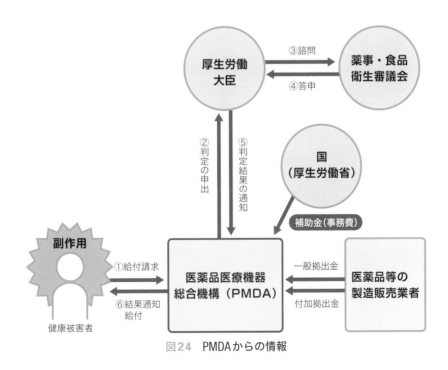

図24　PMDAからの情報

追加の医薬品安全性監視活動

　治験では，年齢，患者の状態や合併症の有無などは厳密に規定されていますが（図25），医薬品が販売され，広く実地で使用されるようになると，治験時には検出されなかった副作用が報告されるようになります．

　追加の医薬品安全性監視活動は，市販後広く使用されるようになると発現する可能性のある副作用や，治験中に報告され注視しておくべき副作用の情報を収集するため，企業が主導し，調査（市販直後調査，使用成績調査）や試験（製造販売後臨床試験）が行われます．このような調査や試験は，治験時と同様にルールが決められており，そのルールに基づいて行われます．

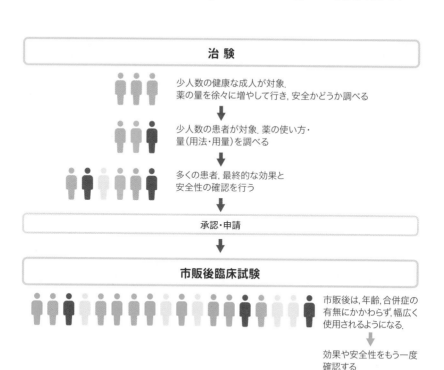

図25　治験と実地臨床における対象患者の違い

9 医薬品の安全性調査に関するルール
― GVPとGPSPとは？ ―

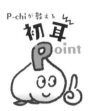

P-chiが教える
初耳
Point

▶ 追加の医薬品安全性監視活動である製造販売後調査は，GVPやGPSPというルールに基づいて行われる．

▶ 製造販売後調査には，「市販直後調査」「使用成績調査」「特定使用成績調査」「製造販売後臨床試験」などの種類がある．

▶ 製造販売後臨床試験は，企業主導の市販後臨床試験であり，第Ⅳ相試験とも呼ばれる．

医薬品の安全性にかかわるルールとは？

　臨床試験のしくみ（p.48）の項で，治験はGCPというルールを遵守し，実施されることをお話しました．これと同様，市販後の調査や試験を行う際には，遵守されるべきルールが決められており，GVP（医薬品製造販売後安全管理の基準：Good vigilance practice）やGPSP（医薬品製造販売後調査・試験の実施の基準：Good Post-marketing Study Practice）の2種類のルールがあります（図26）．

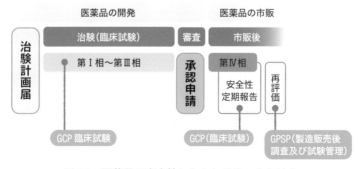

図26　医薬品の安全性にかかわるルールとは？

> # 追加の医薬品安全性監視活動

○市販直後調査

市販直後調査は，製造販売後の安全性について定められたGVP省令の下で行われます（図27）.

必要な安全対策を実施し，副作用などの被害を最小限にすることを主な目的とする調査で，販売後の6ヵ月間，医療機関に対して確実な情報提供，注意喚起を行うと同時に，副作用などの情報を収集します.

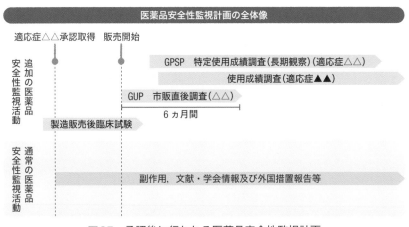

図27　承認後に行われる医薬品安全性監視計画

○使用成績調査

新規承認された医薬品について，企業は，対象とする患者の条件を定めることなく（対象医薬品が投与された全例），副作用の発現状況や有効性，その他の安全性に関する情報の検出・確認を行います（図28）. 全例を対象としている反面，得られる情報は限定的であることも多いです.

2つのルールのうち，GPSP省令下で行われます.「全例調査」とも呼ばれ，新規薬剤の承認後に義務的に行われることから，患者の同意は必要としません（倫理委員会を通す必要性は施設によって異なります）.

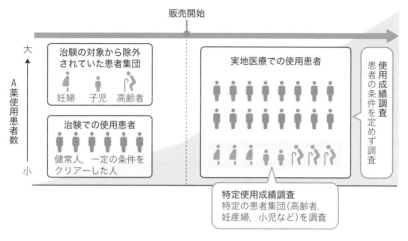

図28　使用成績調査 と特定使用成績調査

◎特定使用成績調査

使用成績調査のうち，特定の患者集団（小児，高齢者，妊産婦，腎もしくは肝機能障害を有する患者）や長期に使用する患者など，特定の集団を対象に行われる調査です（図28）．使用成績調査同様にGPSP省令下で行われます．

◎製造販売後臨床試験

製造販売後臨床試験とは，企業主導で行われる市販後臨床試験であり，GCPとGPSPを遵守して行われます．第IV相試験とも呼ばれ，承認後の医薬品について，安全性情報などを集積するために実施されます（図29）．

希少疾患などの理由により，登録症例数が少ない場合には，承認の条件として製造販売後臨床試験の実施が課せられます（データで承認するが，市販後も臨床試験を継続し，症例数を増やした段階で再度審査をします，といったものです）．

製造販売後臨床試験の結果をもとに再審査が行われ，安全性や有効性に問題があると判断された場合には，承認取り消しとなることもあります．

製造販売後臨床試験を含めた企業主導の市販後臨床試験は，取得データは企業側で自由に設定できるものの，治験同様に患者の同意や倫理委員会の承認が必須となります．

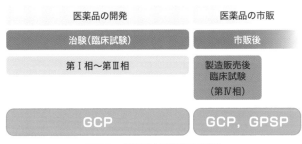

図29 製造販売後臨床試験

安全性情報の定期報告

　市販後の調査によって得られた結果は，安全性定期報告書としてまとめられ，厚生労働大臣の指定された日から2年間は6ヵ月ごと，その後は1年ごとに報告されます（図30）．成分ごとに作成され，新しく適応症が追加となった場合には，再度半年ごとに作成されることになります．

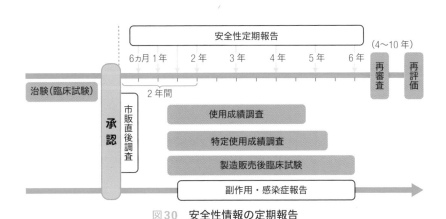

図30 安全性情報の定期報告

定期的ベネフィット・リスク評価報告

　販売後，前項で解説した調査によって収集された情報をもとに，医薬品の
ベネフィットとリスクが評価（PBRER：Periodic Benefit-Risk evaluation
Report）され，文書としてまとめられます（図31）．この文書は，PBRERと
呼ばれ，1つの有効成分あたり，1つのPBRERが提出されます．この報告は
従来，定期的安全性最新報告（PSUR；periodic safety update report）と呼
ばれていました．

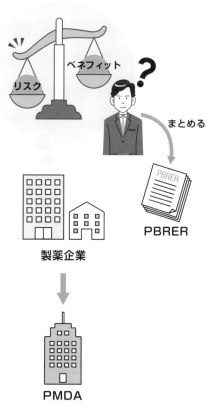

図31　定期的ベネフィット・リスク評価報告
PBRER, Periodic Benefit -Risk evaluation Report

こぼれ話 7 グローバルに仕事をする

　医薬品開発に際しては，最も大きな市場である欧米の市場にどのように参入していくかが重要になります．

　また現在，中国をはじめとするアジア諸国の市場が急速に拡大しており，将来的には欧米同様に大きな市場となることが予想されます．

　このような背景から，企業が内資か外資かにかかわらず，これらの国々で医薬品を販売していくことが会社の事業継続のためにも重要であり，現在，医薬品は国際共同治験を通じたグローバル単位での開発が主流となっています．

　企業でプロジェクトに配属されたMDは，グローバルの各国がどのような開発をしているのか，グローバルのプロトコールを日本の実臨床に合わせるためにはどうするのかなどを考えていく必要があるため，必然的に世界の国々を横断的に比較し，各国のプロジェクト担当者（欧米ではMDであることが多い）と議論していきます．

　このような環境で仕事をしていると，事業の推進手法や開発手法を日本国内だけでなくグローバル単位で考える習慣が染みつきます．

索 引

● 著者紹介

安藤克利　Katutoshi Ando

目黒ケイホームクリニック　院長
順天堂大学大学院医学研究科呼吸器内科学

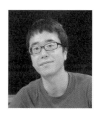

　2006年東京慈恵会医科大学卒業．同年，東京厚生年金病院（現，東京新宿メディカルセンター）初期研修．2008年亀田総合病院，2011年順天堂大学大学院医学研究科呼吸器内科学を経て，2017年 中外製薬株式会社に入社．臨床開発本部にて，複数薬剤の開発に携わる．在職中に本部長賞を受賞．2018年6月より現職．

そうだったのか！
臨床試験のしくみと実務

2020 年 8 月 1 日　1 版 1 刷	©2020
2022 年 4 月 15 日　　2 刷	

監修者　　著　者
たかはしかずひさ　　あんどうかつとし
高橋和久　　安藤克利

発行者
株式会社 南山堂　代表者 鈴木幹太
〒113-0034　東京都文京区湯島 4-1-11
TEL 代表 03-5689-7850　www.nanzando.com

ISBN 978-4-525-20961-2

JCOPY ＜出版者著作権管理機構 委託出版物＞
複製を行う場合はそのつど事前に（一社）出版者著作権管理機構（電話03-5244-5088，FAX 03-5244-5089，e-mail: info@jcopy.or.jp）の許諾を得るようお願いいたします．

本書の内容を無断で複製することは，著作権法上での例外を除き禁じられています．また，代行業者等の第三者に依頼してスキャニング，デジタルデータ化を行うことは認められておりません．

A2096120102-A